Optimum Nutrition For Your Child: How to boost your child's health, behaviour and IQ

给孩子的
营养圣经

[英] 帕特里克·霍尔福德　[英] 黛博拉·科尔森 —— 著　张祖逸 刘爽 —— 译
薛勇 —— 审校

北京联合出版公司
Beijing United Publishing Co.,Ltd.

只 为 优 质 阅 读

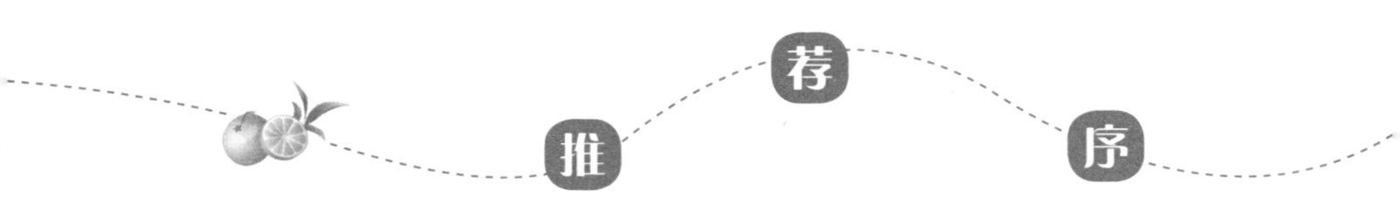

推荐序

中国农业大学食品科学与营养工程学院副教授　薛勇

帕特里克·霍尔福德是世界健康和营养领域的领导权威之一，他于1984年创立了最佳营养研究学会（ION，Institute for Optimum Nutrition），一直致力于研究营养对人类智力的影响。《给孩子的营养圣经》这本书以具体案例的形式传授营养知识，同时又有操作性比较强的营养干预措施，这些内容深深吸引了作为营养研究科技工作者和2岁宝宝父亲的我，给我带来了很大的触动。营养科普宣教从来都不缺乏扎实可靠的理论知识，缺少的是以通俗易懂的语言讲述深奥的科学道理；从来不缺乏条条框框的干预措施，缺少的是易操作、针对性强的实施办法；也从来不缺乏形式多样的传播方式，缺少的是从营养的角度深入浅出地分析和解决问题的思维模式。帕特里克·霍尔福德和黛博拉·科尔森合著的这本《给孩子的营养圣经》，聚焦孩子生长发育过程中常见的营养健康问题，从营养代谢的角度分析存在的可能原因，结合充分的科学证据和具体案例的实施效果，提出可行的干预措施和实施要点。整本书通俗易懂、深入浅出，非常适合宝妈宝爸阅读，从而指导孩子的日常膳食。更为重要的是，针对孩子常见的营养健康问题，可以从饮食调整和膳食补充的角度找寻可行的解决办法。

本书第一篇章介绍孩子生长发育需要的营养物质，这些营养物质如何对我们的健康产生影响，哪些营养物质对身体是好的，哪些营养物质不利于我们的身体健康，有哪些评价食品营养的指标等。作者并不是在枯燥地讲述知识，而是结合我们日常生活中遇到的具体食品类型，帮助大家有效地理解和区分；同时适当补充一些营养机理性的知识，以便读者能够深入了解营养对健康的重要作用。第二篇章重点讲述如何让孩子的学习潜能得到最大限度发挥，同时能够享受生活。作者首先介绍了营养对大脑发育的重要作用，然后介绍维生素和脂肪酸如何提升孩子的智商，随后从主食供应和膳食补充剂的角度介绍如何提高孩子的专注力，最后从必需脂肪酸和维生素A的角度解读如何提高孩子的阅读和书写能力。第三篇章针对孩子面临的健康问题，如肥胖、食物过敏、哮喘、皮肤病、厌食、睡眠困难、情绪低落、自闭症、多动症等，结合严谨的科学证据和翔实的经典案例，介绍最为相关的营养组分对相关疾病的影响，最终给出合理的膳食推荐。第四篇章是实践篇，重点讲述如何从婴儿到青少年的各个阶段给予孩子正确的饮食，包括黄金膳食搭配的技巧以及购买食品时的注意事项，对于指导孩子合理膳食具有很强的操作性。

孩子是祖国的未来，也是父母的希望。孩童期间的膳食营养及饮食习惯对其一生都会产生显著影响。了解营养健康知识，熟悉影响健康问题的关键营养因素，才能做到及时准确地处理孩子成长过程中遇到的健康问题。给孩子最佳的营养既是家长的愿望，也是我们科技工作者努力的方向。期待这本书能够让更多的家长受益。

目录

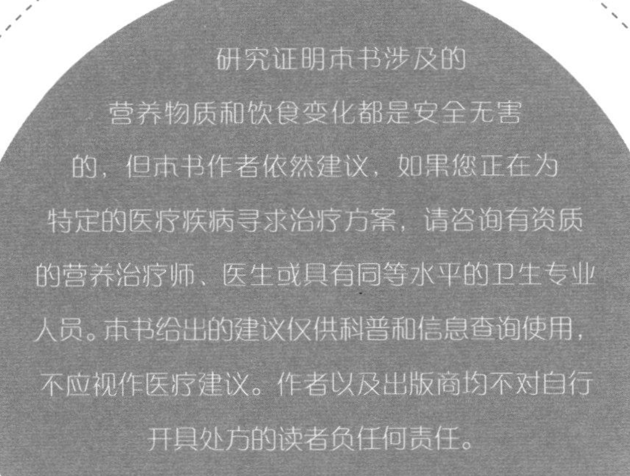

研究证明本书涉及的营养物质和饮食变化都是安全无害的，但本书作者依然建议，如果您正在为特定的医疗疾病寻求治疗方案，请咨询有资质的营养治疗师、医生或具有同等水平的卫生专业人员。本书给出的建议仅供科普和信息查询使用，不应视作医疗建议。作者以及出版商均不对自行开具处方的读者负任何责任。

应将所有补充剂放置在婴幼儿无法触及的位置。

致谢

本书作者特此感谢引用的参考文献的作者，感谢他们为推广最佳营养对儿童成长的作用作出的不懈努力，也感谢他们自己出资开展研究。另外，本书作者还特别感谢Piatkus旗下Littlebrown出版社的Jillian、Tiara和Lisa三位编辑，感谢他们为本书作出的无价贡献。最重要的是，本书作者感谢来到大脑生物中心（Brain Bio Centre）和大脑的食粮（Food for the Brain）与我们共事的儿童和家长，你们教会我们的东西胜过其他所有人。

缩略语和计量单位

1克（g）=1000毫克（mg）=1,000,000微克（mcg或μg）。

所有维生素的计量单位均为毫克或微克。维生素A、D和E之前的计量单位采用国际单位（IU）；采用国际单位是为不同形式、效价也不同的这三种维生素制定一个统一标准。

平均来看，6 mcg的β–胡萝卜素（维生素A在蔬菜当中的前体）可以转换为1 mcg视黄醇（维生素A在动物当中的存在形式）。所以，我们把6 mcg的β-胡萝卜素称作1个mcgRE（RE表示等效视黄醇）。本书将mcgRE用作β-胡萝卜素的计量单位。

1 mcg视黄醇（mcgRE）＝3.3 IU维生素A

1 mcgRE β-胡萝卜素＝6 mcg β-胡萝卜素

100 IU维生素D＝2.5 mcg

100 IU维生素E＝67 mg

1磅（lb）＝16盎司（oz）　202 lb＝1千克（kg）

1品脱＝0.6升　1.76品脱＝1升

本书当中的“卡路里”指的是“千卡（kcal）”。

参考文献和其他信息来源

撰写本书期间，我们使用了数以百计的参考资料，且这些资料均来自可靠的科学文献。参考特定研究的详细信息见第315～335页。最佳营养学会（Institute for Optimum Nutrition，ION）图书馆已收录支持本书观点的其他研究（见第307页）。如您希望针对特定主题查询科学文献，ION还提供信息咨询服务，具体包括文献检索和图书馆检索设施。第306页给出了一张列表，里面列出的优质书籍可以让您更深入地了解本书探讨的话题。帕特里克·霍尔福德的专栏文章对许多本书涉及的话题都有详细讨论，您可以访问www.patrickholford.com获取专栏文章。如果您希望及时获知儿童营养领域最新、最令人激动的消息，建议您订阅帕特里克的“100%健康（100% Health）”时事简报，详见上述网站。

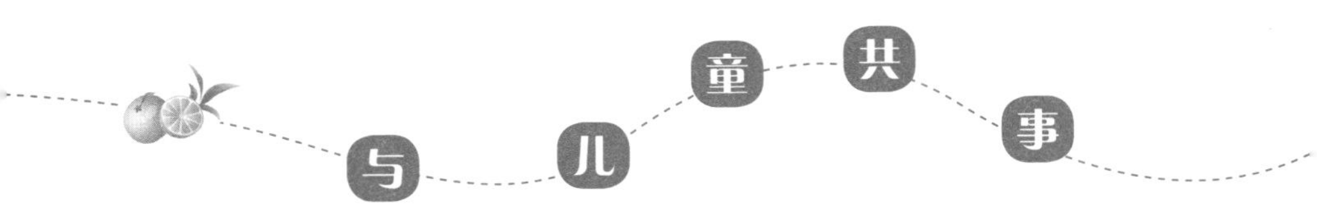

给予孩子最佳营养可能是您为您家孩子未来的健康和幸福所做的最为重要的一件事，没有之一。从20世纪80年代本书作者研究多种维生素对儿童智商（IQ）的提高效果开始，我们就一直在探究所谓的“最佳”究竟是什么。我（帕特里克）负责运作“大脑的食粮”基金会，这是一家致力于帮助提高人们对营养重要性的认识，进而尽可能发挥您和您家孩子潜力的教育性慈善组织。您可以访问基金会的网站www.foodforthebrain.org。我（黛博拉）是最佳营养学会的教员，在里士满（Richmond）的大脑生物中心帮助有特殊教育需求的孩子，专攻领域有注意力缺陷与多动障碍（ADHD）、自闭症等。

我们与儿童个体、学校和护理院通力合作，协助他们为所有儿童提供最佳营养。要明白什么东西对儿童有用，什么东西又对家长和护理人员来说可行，这些“实地”工作切实为我们提供了莫大的帮助。

“大脑的食粮”校园项目成绩斐然。仅仅通过调整饮食，每天再给予营养补充剂，我们就帮助在校表现不佳以及有特殊教育需求的孩子取得了巨大进步。

举例来说，蟋蟀绿林（Cricket Green）学校的儿童家长反馈，儿童的对抗和叛逆行为减少了15%，焦虑和害羞的情况减少了18%，心理生理性症状（肚子痛、头痛等）减少了25%。校长西莉亚·道森报告了三项明显变化：“沟通质量和用词情况有所改善；对任务的专注力更强，完成书写等作业的情况也更好；家长称情绪波动的情况有变化，孩子更冷静了。”

在另一所成绩不佳的小学，孩子们的学业能力倾向测验（SAT）数学成绩提高了21%，英语成绩提高了15%，科学成绩提高了14%。校长格温·克利福德表示：“成绩提高这么多，真叫人开心。‘大脑的食粮’项目给我们学校带来了非常正面的影响。”

但真正重要的是孩子自己的变化。一位母亲表示：“我家女儿的阅读能力、书写能力和自信心都有了明显提高。”另一位母亲说：“我家女儿的心情好多了，话也比以前多多了。”一位ADHD患儿的母亲说：“我家儿子原来攻击性特别强，可现在他冷静多了，发脾气的时候还会说对不起。之前他从来没说过对不起。他在班上成绩拔尖，跟以前比起来专注力好多了，思考问题更有条理，总体来看更开心、更健康了。”

利用本书的知识，您家孩子可以更健康、更开心，在校园和人生道路上尽可能地发挥潜能，这就是我们的愿望。我们相信，这就是每一位家长能留给孩子的最宝贵的财富。

引言

人人都希望自家孩子健康、快乐、聪明又机智，拥有过好有意义的人生所需的全套生活技能。

我们尽己所能，给予孩子爱和关注，让他们的身体、心理和情感慢慢成长。我们教孩子走路、说话，阅读如何当好家长的书籍，努力避免重蹈上一辈的覆辙。我们和孩子交流，激发他们，向他们展示如何最大限度利用学校里学到的知识，在长大成人这条遍布荆棘的道路上支持他们。

但是，我们在做这么多工作时到底有没有考虑到孩子成长的每一个步骤——不论是在厨房地板上第一次蹒跚学步，还是十几岁时谈的第一场恋爱——都取决于孩子的身体功能是否正常呢？有没有考虑到孩子的身体功能正常与否，又在很大程度上取决于孩子身体获得的营养是否充分呢？

笔者与孩子打交道已经有20余年了。本书将一步一步地告诉您“最佳营养”对您的孩子（不论是1岁还是15岁）究竟意味着什么。

如何使用本书

第一篇“食物和孩子”将向您展示正确的食物对孩子的健康和成长至关重要的原因所在，您也会了解要让孩子吃什么以及不让孩子吃什么。

第二篇“让孩子从头领先”将向您展示可以改善孩子的情绪和行为、增强记忆力和专注力以及提高IQ的食物和补充剂，由此可以改善孩子在校的表现，让孩子更有可能开心快乐。

第三篇“解决问题”将向您展示尽可能增进孩子身体和心理健康以及改善孩子具体状况（如哮喘、失眠、肥胖、自闭症和频繁感染）的营养学解决方案。

第四篇“实践行动”将向您展示如何将前面的知识投入实践，您也会了解孩子从婴儿到青春期的正确喂养方法。本篇包含大量实践小贴士和选择正确补充剂的建议。

我们能给自家孩子最大的礼物便是一个良好的开端，助他们走向长久且健康的一生，而这份礼物的很大一部分便是为孩子提供力所能及的最佳营养，帮助他们获得机敏的头脑、充沛的精力、愉悦的心情、健康的身体、清晰的思维和专注的智力。这就是笔者创作本书的目标。

祝愿您和您的孩子健康。

帕特里克·霍尔福德

黛博拉·科尔森

第一篇

食物和孩子

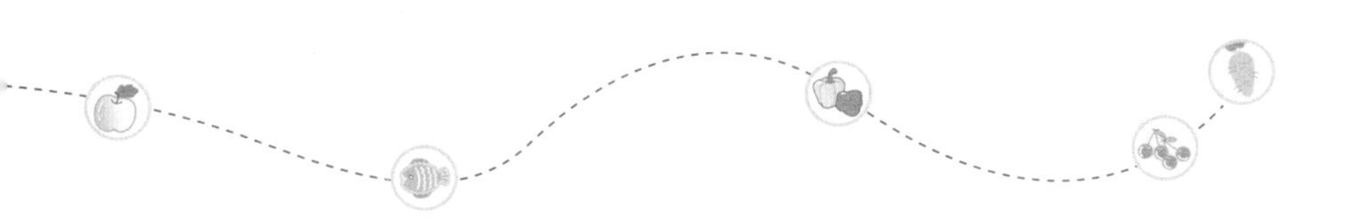

从字面意义上讲，孩子就是食物组成的。孩子吃的东西会直接影响他们的感觉和身体功能。本篇内容将向您展示为何摄取最佳营养对孩子至关重要，您也会了解哪些食物应该让孩子吃、哪些不应该。

孩子的组成成分

您有没有想过这样一个问题：刚生下来的婴儿，他或她的皮肤、骨头、血液、肌肉、器官之类都是什么做的？很明显，肯定不是小狗尾巴做的，也绝对不是糖和香料！您会了解到骨头是钙以及其他一些东西组成的，而血液里面有铁。您或许也已经知道，肌肉是蛋白质组成的，婴儿大脑的一半以上都是一种特殊脂肪（所谓的必需脂肪酸）构成的。但是，钙、铁、蛋白质、必需脂肪酸，以及其他50多种构成婴儿的必需营养物质究竟是哪里来的呢？答案就是食物。从怀孕到9个月后分娩出一个功能完备、会呼吸的活生生的个体的这段时间内，婴儿都在利用在子宫里获得的食物生长发育。

而这不过是开端罢了。新生儿的成长速度惊人，出生一年内体重就可以长到出生时的3倍。婴儿摄入的食物都被用来让自己越长越大，只有这样，才可能实现如此快速的成长。成年人对营养物质也有定量需求，目的是维护和修复自己的身体。举例来说，皮肤每20天更新一次，肠壁每4天更新一次。然而，孩子的身体和大人不同，不仅要进行这种定期维护和修复，还要生长发育，所以获得大量正确的营养物质就更为重要。

所谓“获得正确的营养物质”，是指您的孩子应摄入正确的碳水化合物、脂肪、蛋白质以及多种必需维生素和矿物质。其中碳水化合物、脂肪和蛋白质是三种主要营养物质，统称宏量营养素，它们构成孩子身体的组成成分、为孩子提供能量；必需维生素和矿物质统称微量营养素，它们对孩子身体的正常运作非常关键。然而，食物当中也含有抗营养成分，例如，精制糖、加工脂肪、化学添加剂和有毒矿物质。抗营养成分会干扰营养物质的有益作用，所以您应该引导孩子不吃这些东西。

不过，知道孩子应该吃什么是一回事，让孩子真的吃下去又是另一回事，这一点我们心知肚明。如果让孩子自己选择的话，他们会自然而然把喜欢吃的食物范围缩小，到最后只会吃三样东西，其中一样还会是薯片！您有时可能会对此非常沮丧，但身为家长，您的一大任务便是引导孩子正确地饮食，拓宽孩子摄入的食物范围。

当然，要让孩子健康饮食，这一点的重要性无人不知无人不晓。但是，1/3的英国儿童超重或肥胖，一般大小的班级里平均有三个孩子有哮喘。根据英国国家统计局的最新数据，全国5～16岁的孩子当中，有1/10存在临床可识别的精神疾病（如焦虑、抑郁、多动或自闭）。此外，儿童罹患“生活方式病”（如II型糖尿病和脂肪肝）的情况也越来越多，而这些疾病从前都只有超重和不健康的成年人会得。事实上，现在的这一代年轻人预期寿命不及父母辈，这一点前所未有。不过，您阅读本书时就迈出了第一步，迈出了保证您家孩子不会成为上面那些令人震惊的数字中某一个的第一步。您阅读本书，就表明您热切希望您家孩子一辈子都拥有最佳的健康水平。

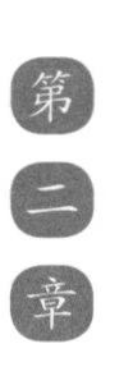

此碳水非彼碳水

猫喜欢蛋白质的味道，人则喜欢甜食。人天生就喜好甜味，这对早期人类来说非常有用，因为大自然当中甜的东西大都无毒，可以安全食用。植物也充分利用人类对甜味的喜好，把种子用果实包起来，等待人类经过，吃掉果实，然后在离原来的植株稍有距离的地方把种子随着原始版“有机粪肥”排出来。

其实，果实和其他植物组成器官主要由碳水化合物构成，人类喜好的甜味实际上也是碳水化合物。为什么会这样呢？这是因为人类虽然可以利用蛋白质和脂肪提供能量，但人体运作的基本燃料是碳水化合物。

孩子的每一顿饭都应包含1/4到1/3的碳水化合物。孩子摄入复杂碳水化合物（如全谷物、蔬菜、豆类）或简单碳水化合物（如水果）时，身体就会发挥天然应该发挥的功能，消化食物，慢慢释放食物含有的能量。此外，这些全食物当中包含人体消化和代谢所需的所有营养物质，还含有纤维素（一种相对不易消化的碳水化合物），助力消化系统正常工作。

然而，人类发现了榨取植物包含的碳水化合物，只取出甜味而丢弃剩余物质的方法，这从营养的角度来看绝不是好事。所有的精制糖——白糖、红糖、麦芽糖、葡萄糖、蜂蜜和糖浆——都会将糖分快速释放到血液，导致血糖水平迅速升高。如果身体不需要那么多糖，就会把多余的糖储存起来，最终形成脂肪。与天然甜味剂和碳水化合物（如水果）不同，大多数精制糖不含维生素和矿物质。举例来说，白糖去除了90%的维生素和矿物质。如果没有维生素和矿物质，人体的代谢效率就会下降，从而导致精力不足、情绪低落、体重控制不佳。

• 植物合成碳水化合物的过程 •

植物通过叶子吸收太阳的能量，然后利用这种能量将空气中的碳和氧与从根部吸收的水当中含有的氢和氧结合，形成碳水化合物。这就是所谓的光合作用。

您的孩子摄入碳水化合物，然后在空气中的氧气的作用下，身体将碳水化合物分解，释放储存的太阳能，为孩子的身体和思维活动提供能量。

简单的甜味

水果含有一种名叫果糖的简单糖分，这种糖不需要消化，可以快速进入血液。类似的简单糖分还有葡萄糖（含淀粉的食物当中都有）和蔗糖（茶里面放的糖可能就是蔗糖）。但是，与葡萄糖和蔗糖不同，果糖是一种缓释糖。细胞的运作只依赖于葡萄糖，人体无法直接利用果糖。于是，人体必须将果糖转化为葡萄糖，果糖对代谢的影响也因此大幅减慢。奶类食品含有乳糖，它是葡萄糖和半乳糖结合在一起形成的，作用机理与果糖类似。葡萄糖属于速释糖，而半乳糖属于缓释糖。

葡萄和红枣等水果也含有纯葡萄糖，因此释放糖分的速度很快。相比之下，苹果主要含有果糖，所以释放糖分的速度较慢；香蕉同时含有葡萄糖和果糖，所以提升血糖水平的速度较快。不过，不论释放糖分的速度是快是慢，所有的新鲜水果都有两大优点：一是纤维素，可以减慢水果当中糖分的释放速度；二是维生素，对充分利用这些碳水化合物至关重要（更多信息请参见第五章）。

干果又如何呢？总的来说，干果比不上新鲜水果。重量相等的情况下，干果的含水量显然不如新鲜水果，由此便提高了糖分的浓度，占的空间也更小。于是，您可能在毫不知情的情况下买下一大堆干果。另外，拿苹果干举例，其纤维素降低糖分释放速度的作用有所减弱。干果可以很好地替代糖果，但不要用它代替新鲜水果。如果要给孩子吃干果，先用水泡一泡，这样就可以控制孩子吃下去的干果量。

白面包、白米饭和精制麦片等精制碳水化合物的作用与精制糖相近，而燕麦更“复杂”，可以降低糖分释放的速度。精制乃至烹饪的过程都会把复杂碳水化合物分解成一种叫麦芽糖的简单碳水化合物，这事实上起到了提前消化的作用。孩子摄入简单碳水化合物时，血糖水平会快速升高，进而充满活力。就好比您到一个生日聚会上把孩子接回家，刚刚推开门，看到一屋子小孩跳得天翻地覆，就明白刚才那句话是什么意思了！然而，因为身体会迅速平衡血糖水平和血糖超量的情况，血糖水平快速升高之后便会暴跌。血糖水平暴跌反映到孩子身上，便会表现为尖叫、哭泣、易怒和发脾气；当孩子在生日聚会大量摄入糖分后，回家后通常会出现这些情景。

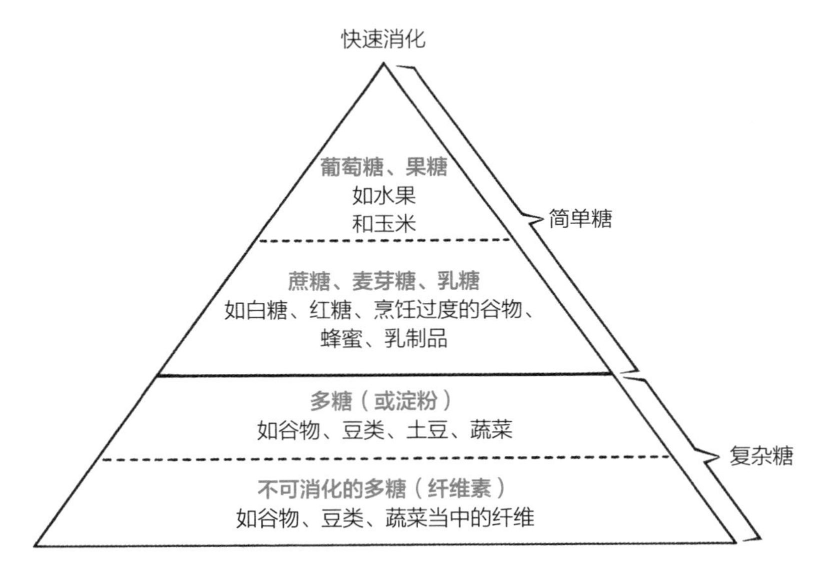

各种糖类的示意图

之前说到，碳水化合物是孩子重要的能量来源。保持健康的关键在于平衡供应量，量太大会让孩子安静不下来，量太小的话，孩子又会出现疲乏、易怒、头晕、失眠、攻击性行为、焦虑、冒汗（尤其是夜间冒汗）、注意力不集中、非常口渴、抑郁、不明原因的哭泣或视野模糊等症状。所以，要让孩子思维清晰、行为得当、精力水平稳定，就一定要让孩子稳定、均衡地摄取葡萄糖。

案例记录　约翰（4岁）

约翰的父母带着约翰到伦敦大脑生物中心寻求我们的帮助，他们对约翰说话和语言发育严重迟缓以及约翰无法集中注意力感到忧心忡忡。我们筛查了约翰的生化参数失衡状况，并分析了约翰的饮食。虽然约翰吃下去的食物对一个4岁的孩子来说非常普遍，也没有特别不健康，但这些食物含有大量隐形的糖分，所以我们建议约翰的父母减少约翰所有来源的糖分摄入（包括香蕉；香蕉含有速释糖）。据约翰的父母、保姆和老师称，仅仅数周后，约翰便仿佛换了一个人。约翰之前仅仅会涂鸦，现在还学会了图画，他还可以就图画的内容说上两句。他晚上睡得更好了，白天也不需要打盹，性情冷静多了，理解能力变强了，还开始尝试拼拼图。不过，中间有一天约翰的爷爷给他吃了半根香蕉，觉得所谓的“节食计划”还是可以吃香蕉的，结果令人震惊不已。“他（约翰）完全像个疯子，”约翰的妈妈说，“从房子这头跑到那头，跑了整整1小时，直到香蕉的效果过了才停下来。”毫不意外，看到约翰对隐形的糖分这么敏感，他的祖辈就算再溺爱他，也不会再让他吃隐形的糖了！

血糖的升与降

如果您的孩子短时间内摄入大量速释碳水化合物，比如，喝掉一瓶碳酸饮料，再配上饼干、白面吐司和果酱，他们的血糖水平便会飙升。葡萄糖是一种强效物质，可以损伤神经和血管。人体会分泌一种叫胰岛素的激素来处理葡萄糖；当孩子血液中突然出现大量葡萄糖的情况下，胰腺便会释放胰岛素。

进入血液后，胰岛素会将葡萄糖送入细胞，细胞再将葡萄糖转化为能量。多余的葡萄糖会形成糖原，被运送到身体的其他部位（如肌肉和肝脏）储存起来。如果您的孩子过量摄入精制碳水化合物，就必定会有多余的葡萄糖。等到身体无法继续储存糖原的时候，剩余的葡萄糖就会形成体脂。高糖饮食很有可能是儿童肥胖或超重的最大诱因（更多信息请参见第十二章）。

在“糖过量”的情况下（如吃下一大碗加糖的加工麦片或者看电影的时候吃下一包糖果），身体就会针对这种“危险情况”释放比正常情况下更多的胰岛素。于是，因胰岛素的作用离开血液的葡萄糖可能过多，造成孩子的血糖水平过低，随后便表现为精力迅速下降。我们都见识过低血糖的症状有多难对付，但更糟糕的是，孩子接下来很有可能渴望摄入更多造成问题的罪魁祸首——糖分，仅仅是为了摆脱那种不愉快的感觉，于是便形成了恶性循环，令孩子渴求更多的糖、情绪波动更极端、注意力越来越难以集中、行为越来越糟、精力水平越来越差。

血糖检查

您可以回答下列问题，以检查孩子的血糖平衡情况：

您家孩子是否……

□ 通常吃白面包、白米饭或意大利面，不吃糙米或全谷物？

□ 渴望摄入糖、糖果或精制碳水化合物（如巧克力、饼干、吐司、果酱或加糖的麦片）？

□ 白天会定期摄入含糖食物或饮料？

□ 渴望摄入添加咖啡因的饮料（如可乐）？

□ 有时候会不吃饭，尤其是早餐？

□ 早上动作有些迟缓？

□ 白天出现突然的精神不振？

□ 有时候注意力无法集中，或注意力难以长时间保持集中？

□ 如果不经常吃东西，就会头晕、犯困或易怒？

□ 看起来没精神？

如果上述问题当中您有五个及以上回答“是”，那么您家孩子的血糖平衡有可能并不处于最佳状态。

糖失衡与孩子

血糖水平的起伏也会影响儿童的IQ，并且这种影响绝不是正面的！美国麻省理工学院的研究人员发现，把儿童按糖分和其他精制碳水化合物的摄入量平均分成五类，摄入最少和摄入最多的儿童之间IQ评分的差异高达25%。所以远离白面包、加工麦片和糖分似乎对拥有较高的IQ至关重要。

但就这样还不够。为了尽可能改善脑力方面的表现，孩子的大脑需要均衡的葡萄糖供给，这一点相当重要。斯旺西大学的大卫·本顿教授发现血糖水平骤降与注意力差、记忆力差和攻击性行为直接相关。研究发现，攻击性行为、焦虑、多动和注意力缺陷、抑郁、饮食问题、疲乏和学习困难都与糖分有关。

此外，多项饮食研究一致指出，与其他儿童相比，多动的儿童糖分摄入量更高，并且减少饮食当中的含糖量可以让针对少年犯的纪律干预措施需求减半。一项纳入了265名多动儿童的研究发现这些儿童当中超过3/4存在血糖平衡异常。

然而，要担心的不仅仅是糖分对儿童精神和情绪健康的影响。之前已经提到，与糖分相关的疾病（如肥胖和糖尿病）的儿童患者人数也在逐渐增加。糖尿病就是一种血糖失衡的极端情况：身体无法合成足够的胰岛素、无法充分控制血糖水平的时候，人就会患上糖尿病，结果造成血液葡萄糖含量过高，细胞内葡萄糖含量不足。糖尿病的其中一种表现是持续性极度口渴，这是因为身体刺激我们饮水，以此稀释过量的血糖。血糖过量会导致血管和神经损伤，这也就解释了成年人失明和截肢的首要原因是糖尿病。

I型糖尿病之前又叫青少年型糖尿病，通常在童年前期发病，是一种自身免疫病，病因是身体的免疫系统攻击合成胰岛素的细胞。患有I型糖尿病的儿童无法或基本上无法合成胰岛素，每天餐后都需要注射胰岛素，并且可能需要终生注射。这些儿童可以通过饮食帮助维持血糖平衡，原因在于这些儿童的血糖水平波动幅度相对不剧烈，需要的胰岛素注射量较低，承受的高血糖或低血糖发作情况较少，面临的相关健康风险也较少。

II型糖尿病是目前更常见的一种糖尿病，其发病率正在快速增长。II型糖尿病之前又叫成人型糖尿病，因为从前只有年龄较大的成年人才会患这种病。这种病是所谓的“生活方式病”，是不健康的生活方式、摄入过量糖分、体育锻炼不充分和超重导致的。II型糖尿病患者仍然可能合成胰岛素，但可能对胰岛素的作用产生了抗性。令人难过的是，越来越多的青少年甚至年纪更小的儿童确诊了II型糖尿病。大多数II型糖尿病患者可以只通过饮食来维持血糖平衡，以此控制血糖水平，但也有一部分患者需要吃药。

类似地，脂肪肝这种肝病在上一辈人的时代几乎没有儿童患者，但目前超重儿童当中脂肪肝患者越来越多。当前流行的观点是饮食当中脂肪过量导致肝脏的脂肪过度积累，但最近有研究显示，脂肪肝与糖分的相关性可能大于与脂肪的相关性。美国波士顿儿童医院开展了一项针对小鼠的研究，其间给予小鼠含卡路里数量相同，但形式要么是速释碳水化合物、要么是缓释碳水化合物的小鼠饲料。研究启动6个月后，各小鼠的体重相同，但各自的身体构成却出现了实质性的差异。用缓释碳水化合物饲养的小鼠身材匀称，全身上下脂肪数量正常，而用速释碳水化合物饲养的小鼠的全身、血液和肝脏脂肪含量翻了一倍。有趣的是，法国特色菜鹅肝就是人类用含有速释碳水化合物的谷物饲养鸭子或者鹅做出来的，本质上是鸭子或者鹅的脂肪肝。波士顿儿童医院目前正在开展一项临床试验，观察低糖饮食能否逆转超重儿童的脂肪肝。

维持血糖平衡的碳水化合物

我们已经了解了碳水化合物释放速度的重要性，那么，要怎么判断某种食物是速释型还是缓释型呢？总的来说，您可以认为完整的、未加工的食物释放糖分的速度最慢。除此以外，您还可以使用一种叫“血糖负荷”（GL）的指标。

从本质上来讲，GL可以测量食物对血液葡萄糖水平的影响大小。GL低于10的食物都是好的，应该作为主要成分纳入孩子的饮食。GL在11到14之间的食物也还可以，可以适度摄入。应避免摄入GL大于15的食物。不过要注意，一顿饭不要同时吃两种中等程度GL的食物，这么做会让二者的GL相加，得到较高的总GL。举例来说，小圆烤饼（GL为中等大小）搭配不加糖的花生酱（GL较低），得到的GL仍然处于中等大小。然而，把小圆烤饼和一茶匙蜂蜜（GL也为中等大小）搭配在一起，总的GL评分便会暴涨。

如果您已经对血糖生成指数（GI）有所了解，您可以把GL当作“新的优化版”GI。简单来说，GI可以反映食物释放糖分的速度快慢，而GL不仅可以反映糖分的释放速度，还可以反映食物的含糖量高低。换句话说，GI不反映具体的量。一包土豆和一个土豆的GI完全相同，而GL与单份的食物量相关，所以通过GL，您可以了解单份的某一种食物会产生什么样的糖分效应。要说GL比GI更有用，西瓜就是一个绝佳的例子。西瓜含有速释糖，所以GI值较高，但西瓜的速释糖含量非常低，吃掉一块中等大小的西瓜基本上不会影响血糖水平，所以西瓜的GL值较低。

下页表给出了多种常见食物在中等分量下的GL值。您可以检查一下孩子早餐都吃些什么，开始尝试应用这张表。如果孩子早餐吃膨化米粥和葡萄干（二者的GL值均较高），那么孩子早上起来就会得到非常充分的能量供应；这也就意味着几小时以后，孩子的血糖和精力就会暴跌。但是，如果让孩子早餐吃燕麦片搭配苹果丁（二者都是缓释型食物），那么孩子的精力和专注力就可以一直持续到午餐时分。

常见食物的血糖负荷

食物	每份的GL值	每份的分量（g）	表现形式
烘焙食品			
小松饼（低碳水）	5	–	1块小松饼
苹果和杏仁蛋糕	5	–	1块，中等大小
胡萝卜和核桃蛋糕	5	–	1块，中等大小
小松饼（苹果，不加糖）	9	60	1块小松饼
小松饼（苹果，加糖）	13	60	1块小松饼
小圆烤饼	13	50	1块小圆烤饼
小松饼（苹果、燕麦、小葡萄干，直接从配料包中取出混合）	14	50	1块小松饼
小松饼（麸皮）	15	57	1块小松饼
香蕉蛋糕（不加糖）	16	80	1块，中等大小
小松饼（蓝莓）	17	57	1块小松饼
小松饼（香蕉、燕麦、蜂蜜）	17	50	1块小松饼
可颂面包	17	57	1块可颂面包
甜甜圈	17	47	1块普通甜甜圈
普通海绵蛋糕	17	63	1块
小松饼（胡萝卜）	20	57	1块小松饼
面包			
德式全麦黑麦面包	5	20	1片
米面包（高直链淀粉）	5	20	1小片

续表

食物	每份的GL值	每份的分量（g）	表现形式
米面包（低直链淀粉）	5	20	1 小片
全麦黑麦面包	5	20	1 薄片
小麦玉米饼（墨西哥式）	5	30	1 块玉米饼
印度麦饼（小麦白面、薄饼、加绿豆）	5	30	1 块印度麦饼
黑麦面包	6	30	1 片
黑麦酵母面包	6	30	1 片
高纤维白面包	9	30	1 厚片
全餐（全麦）小麦粉面包	9	30	1 厚片
无麸质、高纤维面包	9	30	1 厚片
无麸质、多谷物面包	10	30	1 片
黑麦白面包	10	30	1 片
小麦粉白面包	10	30	1 片
皮塔饼（白面）	10	30	1 块皮塔饼
小麦粉大饼	10	30	1 片
无麸质白面包	11	30	1 片
玉米饼	12	50	1 块玉米饼
中东大饼	15	30	1 片
法棍（白面，普通）	15	30	1 根的 1/13
百吉饼（白面，冷冻）	25	70	1 个百吉饼
薄脆饼干			
Nain's™ 牌粗燕麦饼	2	10	1 块燕麦饼
Nain's™ 牌精燕麦饼	3	9	1 块燕麦饼
Nain's™ 牌奶酪燕麦饼	3	8	1 块燕麦饼
奶油小饼干	11	25	2 块饼干

续表

食物	每份的GL值	每份的分量(g)	表现形式
黑麦饼干	11	25	2块饼干
无辅料薄脆饼干	17	25	3块饼干
膨化米饼	17	25	3块米饼
乳制品及替代产品			
普通酸奶（不加糖）	3	200	1小锅
普通脱脂酸奶（不加糖）	3	200	1小锅
Provamel牌大豆酸奶	7	200	1大碗
豆浆（不加糖）	7	250 mL	1杯
Ski牌低脂酸奶（加水果、加糖）	7.5	150	1小锅
水果和水果制品			
黑莓	1	120	1个中等大小的碗
蓝莓	1	120	1个中等大小的碗
蔓越莓	1	120	1个中等大小的碗
草莓（新鲜、生）	1	120	1个中等大小的碗
樱桃（生）	3	120	1个中等大小的碗
柚子（生）	3	120	半个中等大小的碗
梨（生）	4	120	1个中等大小的碗
香瓜/哈密瓜（生）	4	120	半个小碗
西瓜（生）	4	120	1块，中等大小
桃子（生，或者用天然果汁罐装）	5	120	1个
杏子（生）	5	120	4个
橘子（生）	5	120	1个，大
梅子（生）	5	120	4个
苹果（生）	6	120	1个，小
猕猴桃（生）	6	120	1个

续表

食物	每份的GL值	每份的分量（g）	表现形式
菠萝（生）	7	120	1块，中等大小
葡萄（生）	8	120	16颗
杧果（生）	8	120	1块半
杏子（干）	9	60	6个
德尔蒙牌罐装水果拼盘	9	120	小罐装
木瓜（生）	10	120	半个，小
李子干（去核）	10	60	6个
苹果（干）	10	60	6片
香蕉（生）	12	120	1根，小
杏子（用淡糖浆罐装）	12	120	1小罐
荔枝（用糖浆罐装、除水）	16	120	1小罐
Dessert Maid牌无花果（干、嫩化）	16	60	3个
无籽葡萄干	25	60	30颗
葡萄干	28	60	30颗
红枣（干）	42	60	8颗
果酱和酱料			
南瓜子酱	1	16	1勺
花生酱（无糖）	1	16	1勺
蓝莓酱（无糖）	1	10	1小勺
杏子酱（少糖）	2	10	1小勺
橘子酱	3	10	1小勺
草莓酱	3	10	1小勺
开胃小食			
煮蛋	0	–	2个，中等大小
茅屋奶酪	2	120	半个中等大小的碗

续表

食物	每份的GL值	每份的分量（g）	表现形式
蛋黄酱	2	120	半个中等大小的碗
鹰嘴豆泥	6	200	1小碗
盐水橄榄	1	50	7颗
花生	1	50	2捧，中等大小
腰果（加盐）	3	50	2捧，中等大小
土豆片（普通、加盐）	7	30	1小袋
爆米花（加盐）	10	25	1小袋
德式椒盐卷饼（烤箱烤制、经典小麦风味）	16	30	15个
玉米片（普通、加盐）	17	50	18片
甜味小食			
GoodCarb™牌真比利时风味巧克力布朗尼蛋糕（所有三种味道）	3	45	1块
Fruitus牌苹果燕麦棒	5	35	1根
Euroviva Rebar牌水果蔬菜棒	8	50	1根
杏子棒（包裹杏子干的全麦油酥糕点）	12	35	1根
牛奶什锦早餐棒（添加水果干）	13	30	1根
巧克力棒（普通、加牛奶）（生产厂商：玛氏、吉百利或雀巢）	14	50	1根
Twix牌饼干和焦糖棒（玛氏）	17	60	1根（2根手指大小）
士力架（玛氏）	19	60	1根
宝路薄荷糖（雀巢）	21	30	16颗
糖豆（多种颜色）	22	30	9颗
家乐氏Pop-Tarts™牌双倍巧克力	24	50	1块
玛氏棒（Mars Bar）®	26	60	1根

各类食物的GL总表见《营养圣经》和《低GL饮食圣经》，也可在www.holforddiet.com上查询。

如何让孩子保持完美血糖平衡

上表清楚地表明，部分食物的GL高到冲破天际，必定会大肆破坏孩子的血糖平衡。您也许会为表中的部分内容感到惊诧不已（比如，法棍和百吉饼的GL值非常高），但随着您往下阅读本书，就会发现寻找这些食物又美味、又非常令人满意的替代品非常简单。要使孩子的血糖平衡维持良好，有一些食物该吃，有一些食物不该吃，具体的例子见下表。

不吃这些	吃这些
白吐司和果酱	全谷物吐司和烘焙的豆类
玉米片	添加蔓越莓的粥
可颂面包、法棍	全谷物黑麦面包
白米饭	全麦意大利面
巧克力棒	生菜混合沙拉
香蕉	各种莓类、苹果或橘子
小饼干或米糕	燕麦饼

我们后面会更详细地讨论如何实现上面的内容。现在，我们先来说说孩子的餐桌上应该有什么，又有哪些东西应该留在超市的货架上。

糖分：漫长的告别

让孩子戒糖是调整饮食中血糖平衡的重要组成部分。对您和孩子来说，要实现这一点，最简单的方法就是慢慢降低孩子饮食的含糖量，这样孩子就会在不经意间习惯少糖的食物。

第一步，将明显的糖分来源（比如，糖果、饼干和布丁）替换为含糖量较低的替代食物。放轻松，把橱柜里的高糖垃圾食品清空就好。比起“不准吃”，告诉孩子“家里没有”要轻松得多。要是您自己就热爱吃糖，那么您也要好好努力戒糖才是！

虽然我们不推荐孩子用干果代替新鲜水果，但干果可以较好地替代偶尔吃下的糖果。燕麦烤饼可以较好地替代饼干，原因在于燕麦的GL值比精制小麦粉低。当然，拿苹果当小吃更好。和糖果以及饼干一样，布丁应该偶尔吃，而且相比抹了巧克力酱的巧克力布丁，新鲜苹果或者冷冻的莓类做成的水果泥搭配上燕麦泥构成的小吃要好上许多。速释型、高GL的水果（如香蕉）要减量，或者与缓释型、低GL的碳水化合物（如燕麦）混合食用。您可以往麦片里面加水果来增加甜味，然后把果汁用至少等量的水稀释，使果汁的GL值减半。不要食用加糖的食物。仔细阅读食物的标签，看看里面有没有“某某糖”的字样（如葡萄糖、蔗糖、麦芽糖等）。

规矩的例外情况

高GL碳水化合物有时也是孩子比较适合摄入的碳水化合物，比如，孩子刚刚做完剧烈运动（如踢了场足球）或者即将做剧烈运动的时候。运动前半小时来一根香蕉没什么问题，因为身体会很快消耗多余的糖分，用来供给能量。运动结束后，孩子需要快速提高血糖水平，原因在于运动结束后血糖水平偏低，同时肌肉和肝脏储存的糖原也会消耗殆尽。同样，此时来一份高GL的小食（如一根香蕉）就相当不错，血液中多余的葡萄糖会用于补充空荡荡的糖原储备，而不会累积形成高血糖。运动时出汗会导致钾流失，而香蕉也是一种很好的钾源。

运动饮料是一种很好的东西，可以在运动即将开始和刚结束时补充血糖水平和糖原储备，但您可以自己制作运动饮料，制作过程也很容易上手。到健康食品商店购买麦芽糊精粉，然后取6 g麦芽糊精，用1升水溶解即可。开始运动前半小时、比赛或训练中间休息以及运动结束时都可以小口饮用这种自制运动饮料。年龄稍大的孩子运动期间会随汗液流失盐分，此时可以往自制运动饮料里面加少量盐。自制的饮料不含添加剂和色素，并且也便宜许多。

远离糖分替代品

糖分替代品虽然不会提高血糖水平，但您对孩子饮食的减糖计划当中不应加入糖分替代品。使用范围最广的糖分替代品是阿斯巴甜，这种物质特别有害，许多研究发现它对儿童健康存在负面影响。一项探讨阿斯巴甜影响的研究表明，阿斯巴甜会导致做噩梦、记忆力丧失、经常发脾气和恶心。除开添加剂带来的危险，人工甜味剂也对让儿童改吃甜度较低的食物毫无帮助。无论成人还是儿童，随着我们对糖分的渴求逐步减弱，远离糖分的难度越来越低，但糖分替代品会让我们保持对糖分的渴求。另外，最近一项大鼠研究发现，人工甜味剂甚至可能促进肥胖。

尽管如此，有一种糖分替代品需要专门提一提，它就是木糖醇。木糖醇是天然提取物，梅子和樱桃就含有丰富的木糖醇，所以这两种水果的GL值很低。木糖醇对血糖的作用只有常见的糖类乃至果糖的几分之一。举例来说，9勺木糖醇对血糖的作用和4勺果糖或1勺白糖相当。笔者仍然建议您减少孩子对甜食的喜爱程度，但假如真的需要甜食（如为特殊场合准备点心的时候），那么木糖醇就是最佳的糖分替代品。木糖醇在所有的良好健康食品商店和部分超市有售。

动力学二人转：蛋白质和纤维素

餐食和小吃里的纤维素和蛋白质越多，碳水化合物释放得就越慢。纤维素直接干扰碳水化合物与消化酶之间的相互作用，大幅减缓碳水化合物进入肠道、随即被吸收入血液的速度。而蛋白质则可以减缓胃将部分消化的食物排入肠道的速度。

之前已经讲到，凡是能减缓碳水化合物进入血液速度的东西都对孩子的血糖平衡有益，所以在这种情景下，将富含蛋白质的食物和纤维素含量高的碳水化合物共同食用就是一项黄金法则。具体实践这条法则的方法如下。

- 将种子或坚果与水果小食一同食用
- 往主要成分为碳水化合物的早餐麦片当中添加种子或坚果
- 将沙丁鱼、鸡肉或豆类与糙印度香米一同食用
- 往全麦意大利面的蘸酱上添加芸豆
- 往燕麦饼上抹蔬菜奶酪，或往黑麦面包上抹鹰嘴豆泥
- 用不加糖的花生酱和全麦面包做三明治。

真的是果汁吗?

市面上大多数“果汁”和糖水差不多。从颜色、口味和营养成分的角度来看，加工后装箱的果汁和新鲜果汁基本上没有什么相似之处。不过不幸的是，糖分完整保留了下来。经常饮用加工果汁的儿童会摄入大量糖分，进而打破体内的血糖平衡，使其越来越渴求糖分，令牙齿腐烂、身体肥胖。装箱果汁的市场营销策略大力推广说“装箱果汁是维生素和矿物质的良好来源”，但事实并非如此，而所谓的“果汁饮料”又是害处最大的一种装箱果汁，这种饮料几乎无一例外地添加了糖分，实际的果汁含量非常低。

尽管如此，果汁也并非完全不能喝。您只不过需要饮用鲜榨果汁；如果没有鲜榨果汁，冷藏的果汁也可以。这两种果汁显然更新鲜，但千万别忘了检查保质期。如果保质期超出几天的长度，建议您不要饮用；如果保质期只有几天，那么果汁在装箱的时候可能还有相当数量的营养物质，但它的营养物质含量会按小时递减。所以，在您面前鲜榨的果汁就是最好的果汁。

除开新鲜程度，还需要关注各种果汁的GL值。苹果汁和梨子汁是最佳选择，然后是橙汁。之前已经提到要用水稀释给孩子喝的果汁，这一点也很重要，原因在于加半杯水就可以使GL值减半。新鲜的蔬菜汁可以不经稀释直接饮用，但胡萝卜汁除外。

孩子的最佳饮料就是水，所以要让孩子常喝水，时不时地喝点果汁。习惯只喝果汁或软饮料的孩子最开始会觉得喝水“没味道”，所以要让孩子慢慢适应喝水。不过，不知不觉间，孩子就会觉得“全”果汁难以下咽了。

一定要吃早餐

即使在最理想的情况下，让孩子早上起床赶到学校，同时还有时间好好吃顿早餐，都不是件容易的事情。但是，要想让孩子在学校集中注意力，好好吃早餐非常关键。如果孩子的血糖一整个早上都处在极低的水平，孩子就会感觉疲惫、易怒、难以集中注意力，渴望来一根黏糊糊的面包。

一项研究调查了29名学龄儿童，在不同的时间给予这些儿童不同种类的早餐麦片、一杯葡萄糖饮料或完全不给早餐。然后，研究人员测量了这些儿童的注意力和记忆力，测量的时间点分别是早餐前以及早餐后30、90、150和210分钟。结果表明，与吃早餐麦片的孩子相比，喝葡萄糖饮料的孩子和完全不吃早餐的孩子的注意力和记忆力都较差。

笔者发现，饮食营养满满的孩子总体来说夜间睡眠质量也有大幅改善（更多信息请参见第十七章）。晚上睡得好，早上起床就更容易，然后就有时间和意愿好好吃早餐，到学校里也不会睡觉了！

如果孩子早上没什么胃口，并且经常不吃早餐，您可以慢慢地帮助孩子放轻松，养成吃早餐的习惯。最开始可以给一颗草莓，第二天再给两颗草莓、一颗巴西坚果或一茶匙瓜子，第三天给半个苹果加三颗杏仁，以此不断缓慢加量。数周后，孩子就可以吃下一碗燕麦粥（生的或略微烤制的燕麦粥），再配一些水果和坚果。您也要吃早餐，千万别忘了！如果您经常喝完一杯咖啡就去上班，那么要是孩子学着你照葫芦画瓢，就别太大惊小怪了。

咖啡因也会影响血糖

血糖问题不止与糖分有关，其他刺激剂也会对孩子的血糖平衡造成强大的干扰，而咖啡因就是一种强效刺激剂。咖啡因可以使胃口减退，挑食、不吃早餐等行为也可能与咖啡因有关。然而，超市货架上堆满了含咖啡因的产品，所以接下来我们来看看哪些产品的危害最大。

可乐和能量饮料

每罐可乐或能量饮料含有46 mg到80 mg的咖啡因，和一杯正常大小的过滤咖啡含有的咖啡因差不多。此外，这两种饮料常常含糖量高，刺激作用可能非常强烈。检查所有罐装饮料的标签，不要让孩子饮用含有咖啡因、化学添加剂或色素的饮品。另外，需要特别注意避开瓜拉纳等“天然”刺激剂，这种刺激剂的刺激作用和咖啡因是一样的。

巧克力棒和巧克力饮料

巧克力棒通常含糖量极高，对孩子的血糖水平本身就非常不利。此外，可可是巧克力和巧克力饮料的活性成分，该成分含有大量的可可碱。可可碱也是一种刺激剂，刺激作用与咖啡因类似，但强度较弱。巧克力还含有少量咖啡因。

鉴于巧克力的糖分和刺激剂含量都很高，可以把它当作给孩子的特别奖励。所谓的“特别奖励”不是每天都给，而是每周给一小点。此外，您还要注意巧克力棒对孩子的相对分量。举例来说，如果孩子才刚学会走路，一次性给孩子的巧克力就不要超过一到两小片。

茶

确实有一部分英国人会从小培养孩子饮用这种英国人见人爱的饮料。不过，一杯浓茶的咖啡因含量和一杯淡咖啡差不多，并且完全可以让人欲罢不能。茶还含有单宁类物质，会干扰必需矿物质（如铁和锌）的吸收。实际上，甚至所谓的“去除咖啡因的”茶都不是完全不含咖啡因。这种茶含有的咖啡因较少，但单宁类物质的含量保持不变。

如果要给孩子喝热饮，茶的最佳替代方案是加奶或不加奶的“红灌木”茶（路易波士茶），草本茶或水果茶也不错。这些饮品天然不含咖啡因，因此百利而无一害。年龄稍大的孩子可以喝绿茶，绿茶的咖啡因含量非常低，并且含有绝佳的天然抗氧化物（儿茶素）。研究表明，儿茶素的健康益处数不胜数。

咖啡

咖啡在生活当中越来越常见。和茶一样，许多孩子很小就养成了喝咖啡的习惯。咖啡含有三种刺激剂：咖啡因、可可碱和茶碱。三者当中咖啡因的效果最强；可可碱的作用与咖啡因近似，但与可可相比，咖啡当中的可可碱含量要低许多；最后一种物质茶碱则可以干扰正常的睡眠模式。

所以说，咖啡里有一大堆刺激剂等着打乱孩子的血糖平衡，但咖啡的可怕之处不止于此：咖啡还具有成瘾性。一般公众认为咖啡有助于培养良好的精神表现，但事实恰好相反。一项在《美国精神病学杂志》上发表的研究共调查了1500名心理学系学生，发现与不喝咖啡的人相比，咖啡摄入量中等和偏高的人群焦虑程度更高、抑郁程度也更高，并且咖啡摄入量偏高的人群出现压力相关医学问题的比例最大，在校成绩也更差。许多研究表明咖啡因可导致记忆多串单词的能力下降，所以上学前喝咖啡的孩子（尤其是考试前为了提神喝咖啡的孩子）更有可能遇到学习困难。

人们之所以对咖啡上瘾，尤其是在早上对咖啡上瘾，是因为喝咖啡似乎可以让人感觉更好、精力更充沛、反应更机敏。但是，布里斯托尔大学的心理学家彼得·罗杰斯希望弄清楚咖啡因究竟是的的确确改善了人的精力和精神表现，还是仅仅缓解了戒断反应而已。于是，罗杰斯医生开展了研究，结果发现喝咖啡的人喝掉那杯必须喝的咖啡后只是感觉比刚起床时好些；与从来不喝咖啡的人相比，这些人并没有出现感觉更好的情况。所以这里的重点在于不要让孩子开始喝咖啡。咖啡对孩子不好，并且和所有的成瘾因素一样，拥有这种习惯的时间越长，就越难戒掉它。

与去除咖啡因的茶一样，去除咖啡因的咖啡仍含有一定量的刺激剂，因为这种咖啡只去除了部分咖啡因，其他刺激剂仍然得以保留。最广受欢迎的替代产品有Teeccino牌、Caro牌和Barley Cup牌饮料以及蒲公英咖啡或草本茶。如果孩子已经爱上了咖啡，可以把上面的替代产品端上桌，供孩子选择。孩子不喝咖啡后可能会出现“戒断”症状（如头痛），但这些症状会在几天后消失。

总 结

要让孩子的血糖水平保持平衡平稳，请注意以下几点。

- 选择全食物——全谷物、扁豆、豌豆、坚果、种子、新鲜水果和蔬菜。水果和蔬菜要选深绿色、绿叶和根茎类蔬菜，比如，西洋菜、胡萝卜、红薯、西蓝花、小卷心菜、菠菜、绿豆以及生的或略有烹饪的胡椒。水果要选择新鲜水果，比如，苹果、梨、各种莓类、香瓜、柑橘，以及偶尔来一根香蕉。每天至少吃5份水果蔬菜。
- 远离深度加工的食物。
- 选择全谷物（如大米、荞麦、小米、黑麦、燕麦、全麦食品、玉米或藜麦）制作的麦片、面包和意大利面。远离精制“白面”食品。
- 远离糖分和含糖食物。这里的糖分指的是“某某糖”，比如，葡萄糖、蔗糖和麦芽糖。切勿尝试糖分替代物，大多数糖分替代物不利于身体健康，还让人始终渴望糖分。
- 将含有蛋白质的食物和含有碳水化合物的食物一起食用，比如，把麦片和水果与坚果或种子一起食用，并且孩子吃高碳水食物（如土豆、面包、意大利面或米饭）的时候，一定要让孩子一起吃高蛋白食物（如鱼、鸡、扁豆、豌豆或蛋类）。纤维素是减缓糖分吸收的重要物质，所以一定要让孩子从水果和蔬菜当中获得充足的纤维素。
- 记得从冷柜里拿真正的新鲜果汁，再把果汁用水1:1稀释。切勿购买保质期较长的精加工果汁。要让孩子常喝水。
- 鼓励孩子吃早餐。
- 协助孩子拒绝含咖啡因的食物，比如，巧克力、茶、咖啡和“能量”饮料。

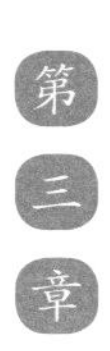

脂肪的“黄金三镖客”[1]

不幸的是，脂肪的名声坏到基本上提到脂肪就等同于骂名。但是，脂肪又是孩子饮食的重要组成部分，至少对的脂肪是这样。简单来说，我们可以把脂肪酸分成三类：一类是好脂肪酸，包括种子、坚果和含油量高的鱼类所含有的多不饱和脂肪酸（别名欧米伽3和欧米伽6脂肪酸）；一类是坏脂肪酸，即肉类、蛋类和奶类食物含有的饱和脂肪酸，不过只有在孩子摄入这些坏脂肪酸过量的情况下，坏脂肪酸才会展现出坏的一面；还有一类是恶脂肪酸，包括加工食物和油炸食物含有的反式脂肪酸。橄榄油严格意义上讲自成一类，因为它

1 《黄金三镖客》（*The good, the bad, and the ugly*）是一部1966年上演的美国西部电影，主线剧情是三个水平接近的枪手互相寻找、争夺黄金。下文的“好脂肪酸”“坏脂肪酸”和“恶脂肪酸”即来自该电影三个主角的性格描述。

虽然是好脂肪酸，但算不上是欧米伽3或者欧米伽6脂肪酸。

好脂肪酸

必需脂肪酸（欧米伽3和欧米伽6脂肪酸）具有抗炎和促进免疫的作用，可以帮助孩子保持身体健康，降低过敏、哮喘、湿疹和感染的发病风险。人体的所有细胞都包裹着一层薄薄的膜，而这层膜就是脂肪酸（主要是必需脂肪酸）构成的。这层膜的形成有赖于孩子吃下去的脂肪酸。必需脂肪酸的物理形状使之可以构成的细胞膜质量更佳，更有利于营养物质和氧气进入细胞，以及二氧化碳和其他废物排出细胞。

除此之外，必需脂肪酸还可以改善精神健康。必需脂肪酸不足可能导致疲乏、记忆力问题、行为和发育问题、抑郁、阅读障碍、注意力缺陷障碍和自闭症。

案例记录　阿德里安（3岁）

阿德里安的父母担心阿德里安的说话能力丧失，便带着儿子到大脑生物中心寻求我们的帮助。来之前，阿德里安的饮食中不含奶类，也不含麸质；采用这种饮食后，父母发现儿子的湿疹消失了，哮喘情况有了很大改善，对此非常高兴。我们对阿德里安做了几项检查，发现阿德里安体内的镁、硒、锌以及必需脂肪酸的水平都很低。我们推荐阿德里安服用鱼油、多种维生素和矿物质补充剂。服用鱼油几天后，阿德里安又开始叽叽喳喳说个不停了。

从最基本的角度来说，必需脂肪酸对保持孩子身体健康真的是“必需的”。要让孩子拥有最佳的智慧，不仅需要这些脂肪，量也要是最适合的量。这里的“智慧”含义非常宽泛。孩子为人处世的能力取决于智力智慧、情绪智慧和身体智慧的平衡。智商（IQ）测试广为人知，而它测试的是一个人做出智力上的反应和理解复杂概念的能力，所以大多数人知道智力智慧。但情绪智慧也同样重要，孩子的情商（EQ）可以用来测量孩子对各种情境作出正确和敏感的情绪反应的能力，如果一个孩子很容易发脾气、一会儿抑郁一会儿多动、缺乏情绪平衡、无法体会他人情绪，那无论他或她多么“聪慧”，都还有提高的空间。最后就是身体智慧，体能商数（PQ）就是用来测量大脑和身体的协调性的。举例来说，PQ较低的孩子行为可能比较笨拙、不协调，或者在书写、阅读和记笔记方面有困难。

从现在开始也不晚

孩子摄入欧米伽3和欧米伽6脂肪酸的情况会影响所有种类的智慧，无论是IQ、EQ还是PQ。缺乏必需脂肪酸的孩子出现学习困难的情况更多。相比于吃奶粉长大的孩子，用母乳喂养的孩子到8岁时的IQ更高。研究认为之所以出现这种情况，是因为母乳的必需脂肪酸含量更高。

苏格兰邓迪大学的彼得·维拉茨博士研究发现，用富含某一种必需脂肪酸（DHA，即二十二碳六烯酸）的配方喂养的婴儿到10个月大时解决问题的技能水平更高。还有研究发现，让孕期和哺乳期妇女多吃欧米伽3必需脂肪酸后，孩子一直到4岁为止的智力水平都有大幅提升。目前正在研究这种益处能否持续到成年阶段，结果很有可能是正面的。

必需脂肪酸对人的一生都很重要，所以孩子成长期间也仍然需要必需脂肪酸，好消息是，要把孩子体内的必需脂肪酸水平拔高，从现在开始也不晚。举例来说，牛津大学的亚历克斯·理查德森博士开展了一项试验，共纳入了41名8～12岁且有ADHD和特定学习困难症状的儿童，结果证明了必需脂肪酸具有相当的价值。在12周内，额外服用必需脂肪酸补充剂的儿童就表现出行为和学习情况方面的改善。理查德森博士还开展了另一项试验，发现在6个月的时间内，与服用安慰剂的儿童相比，服用必需脂肪酸补充剂的儿童的阅读能力得到明显改善。这两项研究都证实了美国普渡大学开展的调查结论，即与非ADHD患儿相比，ADHD患儿往往摄入的必需脂肪酸水平较低。还有研究发现，服用必需脂肪酸补充剂可以减弱ADHD的症状，比如焦虑、注意力难以集中和总体的行为问题。

到目前为止，大多数关于必需脂肪酸的研究关注必需脂肪酸对行为和发育健康的益处，但必需脂肪酸也对孩子的身体健康有好处。必需脂肪酸会在体内转化为花生四烯酸，而花生四烯酸是中枢神经系统的信息传递员，参与多种身体反应过程，并且主要与炎症或免疫力相关。因此，饮食当中必需脂肪酸的含量会影响身体的炎症过程。花生四烯酸有几大类，其中一类可以促进炎症（阿司匹林等抗炎药物可以减慢促炎性花生四烯酸的生成），还有一类可以阻止炎症。由欧米伽3脂肪酸转化而来的花生四烯酸主要归属于阻止炎症的那一类。

包括过敏在内的大多数疾病和炎症有关。韩国的研究人员探讨了必需脂肪酸在儿童过敏当中发挥的作用，他们测量了308名4～6岁儿童体内红细胞的必需脂肪酸含量，并将测量结果和过敏症状（如皮炎、花粉症和哮喘）的发生率相比较。结果发现，出现过敏症状最多的儿童体内必需脂肪酸的含量最少，尤其是鱼油当中含有的EPA（二十碳五烯酸）和DHA两种欧米伽3脂肪酸。

必需脂肪酸也可以让孩子始终保持“油光水亮”，有益于形成细嫩的皮肤和柔顺有光泽的头发。因此，虽然提高孩子的必需脂肪酸摄入量听起来毫无难度，但这件事对孩子的健康却有深远的影响。

脂肪检查

您可以回答下列问题，以检查孩子的必需脂肪酸摄入情况：

您家孩子是否……

☐ 吃富含油分的鱼（如三文鱼、鳟鱼、沙丁鱼、鲱鱼、鲭鱼或新鲜金枪鱼）的频率不到每周一次？

☐ 吃种子或冷榨种子油的频率不到每周三次？

☐ 大多数时候吃肉或乳制品？

☐ 吃加工或油炸食物（如即食餐、薯片或薯条）的频率不少于每周三次？

☐ 皮肤干燥、皮肤粗糙，或者容易出湿疹？

☐ 头发干燥、头发暗沉，或者有头皮屑？

□ 眼干、眼睛湿润或者眼睛发痒？

□ 过度口渴，或者尿频？

□ 经常出现情绪波动？

□ 记忆力不好，注意力集中时间短，或者难以集中注意力？

□ 身体协调性不好？

如果上述问题当中您有五个及以上回答“是”，那么您家孩子的必需脂肪酸摄入量有可能不足。

不过，要了解孩子的必需脂肪酸水平，最精确的方法就是验血。大脑生物中心可以验血，其他营养治疗师也可以验血。验血可以为您提供孩子体内必需脂肪酸含量的完整列表，告诉您孩子缺乏哪些必需脂肪酸。

吃个蛋再上学

与饱和脂肪酸类似，只要含量适中，饮食里面有一些胆固醇不仅完全可以接受，甚至还是相当有必要的。胆固醇可以用来合成人体的“化学信息传递员”（也就是所谓的激素），同时也是细胞膜的重要组成部分。胆固醇是好是坏取决于烹饪方式。烹饪过度、油炸或烤焦的胆固醇不利于孩子的健康，所以说不要把肉烤焦，也不要把培根或蛋煎到脆。

其实，散养、有机且富含欧米伽3的蛋类是一种不折不扣的超级食物，前提是不要做煎蛋。您可以放心地把蛋稍微煮一煮、煮透、去壳后用水焯一下或者轻轻翻炒，然后给孩子吃，每周吃6～10

个。不过，现在人们常常害怕吃蛋，觉得蛋类的脂肪和胆固醇含量很高，所以不健康。这种观点是错误的，原因在于人体（尤其是儿童）的健康需要一定的脂肪和胆固醇。鸡蛋含有什么样的脂肪取决于鸡吃什么东西。如果鸡饲料富含欧米伽3脂肪酸（如亚麻籽或鱼肉），那么鸡蛋的欧米伽3脂肪酸含量也会较高。鸡蛋和产下鸡蛋的鸡一样健康。而就胆固醇而言，蛋里面的胆固醇对孩子或者您自己有害，这种观点简直是无稽之谈。蛋里面的胆固醇一不会提高血液的胆固醇含量，二不会导致心脏病。

蛋类也是磷脂的良好来源，而磷脂是大脑当中特殊的一种“智慧”脂肪。磷脂具有极佳的绝缘性，可以构成覆盖所有神经的髓鞘，促进大脑信号传导通畅。蛋类、鱼类（特别是沙丁鱼）、有机肉类以及大豆、坚果当中都含有磷脂（其中大豆和坚果的磷脂含量略少），而磷脂能让大脑“唱起来”，改善孩子的情绪、思维和精神表现。

磷脂检查

您可以回答下列问题，检查孩子的磷脂摄入情况：

您家孩子是否……

□ 吃鱼的频率不到每周一次？

□ 吃蛋的数量不到每周三个？

□ 吃大豆、豆腐或坚果的频率不到每周三次？

□ 卵磷脂摄入量不到每天5 g？

□ 记忆力不好？

☐ 难以心算？

☐ 有时难以集中注意力？

☐ 有抑郁倾向？

☐ 学习新事物的速度比较慢？

如果上述问题当中您有五个及以上回答“是”，那么您家孩子的磷脂摄入量有可能不足。

为了提高孩子饮食当中富含磷脂的食物占比，可以给孩子每天吃一个鸡蛋、每周吃两顿沙丁鱼或者每周吃一顿动物肝脏。有益大脑的食粮配方当中常常含有磷脂，每天吃一颗补充剂可以有效改善一部分儿童的记忆力低下（更多信息见第二十五章）。卵磷脂也是磷脂的良好补充来源，许多健康食品商店都有售，销售形式可能是卵磷脂颗粒，也可能是卵磷脂胶囊。把一勺卵磷脂或满满一茶匙富含磷脂酰胆碱（PC）的卵磷脂加到孩子早餐吃的麦片里，这就是摄入卵磷脂最简单、成本最低的方法。

再来看看坏脂肪酸

说老实话，我们不愿意把饱和脂肪酸叫作坏脂肪酸。吃的脂肪太多会让人长胖[1]，这话虽然不假，但上一章已经指出大多数超重儿童之所以超重，罪魁祸首很有可能是糖分以及我们之后会讨论的反

1 英语当中“脂肪”和“胖”都是同一个词（fat）。

式脂肪酸。

饱和脂肪酸在室温下通常呈固体，主要来源是动物性食品，比如肉类、乳制品和蛋类。椰子油和牛油果也含有饱和脂肪酸。儿童尤其需要通过日常饮食摄入一定量的饱和脂肪酸，这些脂肪酸一部分用于供应能量，一部分用于身体的生长发育。严格意义上讲，饱和脂肪酸不是饮食当中的必需项，原因在于人体可以从必需脂肪酸合成所需的饱和脂肪酸。但是，让孩子完全不吃饱和脂肪酸的做法完全没有道理，即使孩子超重也是如此。富含脂肪的食物可以为人体提供溶于脂肪的维生素，比如，维生素A、维生素D和维生素E（更多信息见第五章）。

饱和脂肪酸可以用来炒菜和油炸。外部受热不会破坏饱和脂肪酸，也不会将饱和脂肪酸转变为反式脂肪酸；相比之下，多不饱和脂肪酸（如欧米伽脂肪酸）如果受热，就会转变为反式脂肪酸。因此，如果要在家里炒菜或者炸东西，建议您使用黄油或者初榨椰子油。煎炒或者油炸的时候要把油温控制到最低，尽量减少生成的氧化剂（更多信息见第六章）。

• 橄榄油：特殊情况 •

橄榄油富含单不饱和脂肪酸，这种脂肪酸在室温下呈液体，但冷藏时会变成固体。相比之下，欧米伽脂肪酸与其他多不饱和脂肪酸在低得多的温度下仍然呈液体。地中海沿岸国家的菜肴惯用橄榄油，并且大量证据表明优质橄榄油有利于健康，所以做沙拉的时候可以尽情添加橄榄油。初榨橄榄油最好生食，因为用橄榄油做热菜会产生一定量的反式脂肪酸。如果一定要用橄榄油炒菜或者炸东西，建议使用不容易受到破坏的中级或者淡味橄榄油。煎炒或者油炸的时候要把油温控制到最低，以免破坏脂肪酸。

最后，来看看“恶脂肪酸”

孩子可能吃到的最坏的一种脂肪酸就是反式脂肪酸，没有之一。所谓“反式脂肪酸”是指深度油炸食品和含有氢化植物油的食品当中含有的受到破坏的脂肪酸。这种脂肪酸对人体相当不利，甚至北欧国家几年前就通过了禁止出现这种脂肪酸的规章制度（但天然含有的痕量反式脂肪酸除外）。从2006年1月起，美国和加拿大要求食品标签上必须注明反式脂肪酸的含量。然而，英国食品标准局（FSA）在认定反式脂肪酸对公众健康的危害方面动作相对迟缓，即使有强力证据表明大多数与饱和脂肪酸相关的负面健康影响比与反式脂肪酸的相关性强得多，FSA仍然认定饱和脂肪酸才是有害的那一种物质。相比于饱和脂肪酸，反式脂肪酸对心脏病和人体发胖产生的负面影响更大。此外，反式脂肪酸还会阻断必需脂肪酸转变为关键大脑脂肪酸［比如GLA（γ-亚麻酸）和DHA］的过程。

因此，作为“鸡块和薯条”世代的象征，欧米伽3脂肪酸不足、反式脂肪酸过量实在是糟糕的脂肪摄入情况。一份薯片或者炸鱼含有8 g反式脂肪酸，一份甜甜圈含有12 g，一袋薯条则含有4 g多。

那么如果食品标签上没有列出反式脂肪酸，要怎么避免摄入呢？首先，天然食品几乎不含反式脂肪酸，即使有，这种反式脂肪酸也相对无害，且含量微乎其微。油炸（特别是深度油炸）过程以及食品加工过程会产生反式脂肪酸，所以限制摄入油炸食品和加工食品就可以除去孩子饮食当中大部分的反式脂肪酸。食品制造商爱用反式脂肪酸来延长保质期。如果食品标签列出了任意一种脂肪酸，然后保质期又很长（如一块保质期6个月的蛋糕或小松饼），那么就很可能含有反式脂肪酸。孩子饮食当中反式脂肪酸的最佳含量就是完全不含有。

关于脂肪的数字

那么，要让孩子保持精神和身体健康，各种脂肪酸究竟需要吃多少呢？要回答这个问题，我们首先需要弄清楚孩子饮食当中最佳的总脂肪酸含量。摄入的所有卡路里当中，脂肪的占比最好不要超过20%，而英国现在的平均占比约40%。在日本、泰国、菲律宾等心脏病和脂肪相关疾病发病率较低的国家，脂肪大约只占总卡路里摄入的15%。

当今多数权威机构认为，摄入的所有脂肪当中，饱和脂肪酸的占比不应超过1/3，而提供欧米伽3和欧米伽6必需脂肪酸的多不饱和油占比应该大于1/3。欧米伽3和欧米伽6这两大类必需脂肪酸的摄入量也要均衡，二者的比例大约为1∶1——工业革命之前，我们的祖先就是这么摄入的。工业革命后，食用家乡食物的人们摄入大量种子，全英国范围内大量人群拥入城市，促成了易储存的精制食物和硬脂的崛起。目前来看，欧米伽3和欧米伽6的摄入比大约是1∶20。因此，欧米伽3脂肪酸的总体缺乏可能不是导致当今儿童出现众多健康问题的唯一原因，另一个原因可能就是两种欧米伽脂肪酸的总体失衡。此外，饱和脂肪酸与反式脂肪酸摄入过多后，身体便不会好好利用普通人每天摄入的那一丁点必需脂肪酸。

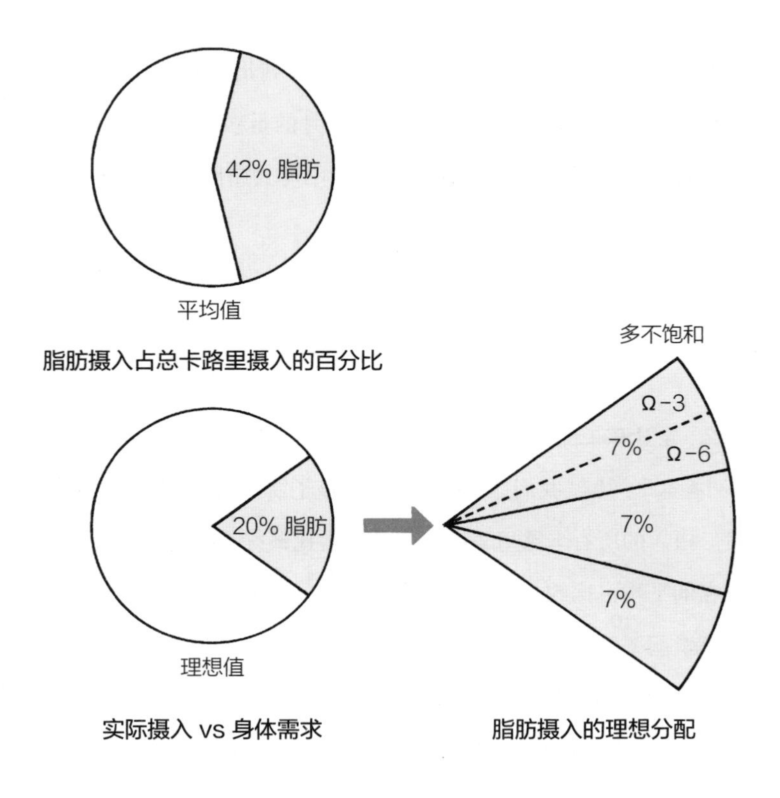

欧米伽3脂肪酸

读到这里，您已经了解了欧米伽脂肪酸对孩子健康的重要性。接下来我们将作进一步探究，首先来仔细瞧瞧许多儿童缺乏的那一类必需脂肪酸——欧米伽3脂肪酸。

为什么现代饮食更有可能缺乏欧米伽3脂肪酸，而相对来说不容易缺乏欧米伽6脂肪酸？解释这个问题的根源就在于欧米伽3脂肪酸的源头：α-亚麻酸，以及由这处源头经代谢衍生而来的活性物质二十碳五烯酸（EPA）和二十二碳六烯酸（DHA）。这三种脂肪酸的不饱和程度更高，因此接受烹饪、加热或食品加工之后更容易受到破坏。举例来说，炸鱼片或烤种子都会破坏一部分。在各种情况下，今天的普通人摄入的欧米伽3脂肪酸只有1850年普通欧洲菜肴的1/6。之所以会出现这么明显的减少，一部分原因是选择摄入的食品，但主要原因是食品加工。

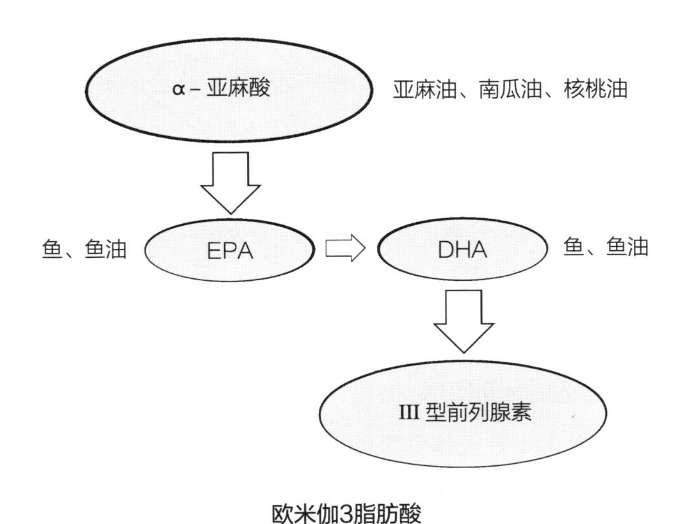

欧米伽3脂肪酸

寒冷气候下生长的种子（如亚麻籽）和海洋浮游生物都富含α－亚麻酸，人体可以将一部分α－亚麻酸转化为EPA和DHA，但要提高这两种“活性更高”的欧米伽3脂肪酸的摄入量，更有效的方法就是吃富含油脂的鱼，因为鱼已经在体内完成了从α－亚麻酸转化为EPA和DHA的过程。EPA和DHA的主要来源是冷水鱼，特别是冷水肉食鱼，比如，鲱鱼、鲭鱼、三文鱼和新鲜金枪鱼。此外，沙丁鱼也是这两种脂肪酸的极佳来源。

然而，有几点您一定要注意。金枪鱼罐头的欧米伽3脂肪酸含量低得多，所以务必食用新鲜金枪鱼。不过，金枪鱼等大型鱼类在受到污染的水中生活时会吸收汞，所以这些鱼类往往汞含量更高。因此，孩子食用金枪鱼排的频率每个月不要超过两次；如果您担心汞毒性带来的影响，还可以继续降低频率（更多信息见第六章）。就三文鱼而言，家养鱼的EPA和DHA含量高度依赖于饲料的质量，而多数集约渔业实践当中的饲料质量参差不齐。从这个角度来看，有机饲料喂养的三文鱼或野生三文鱼对人体更好。

正常情况下，儿童每天的DHA和EPA摄入量标准各为300～400 mg（更多信息见第二十五章）。人体将α－亚麻酸（如源自亚麻籽和南瓜子的α－亚麻酸）转化为EPA和DHA的过程可能极其低效。因此，素食主义者如果不吃大量亚麻籽（α－亚麻酸最为丰富的食物），就很难摄入足量的EPA和DHA。

因此，在童年等人体发育的关键时期，建议孩子从鱼类当中直接摄取EPA和DHA，同时辅以亚麻籽或亚麻籽油的间接摄入。自然，孕期或哺乳期妇女特别建议照此摄取，从而使其能够将充足的EPA和DHA传给孩子。世界卫生组织建议饲料配方包含上面这两种油脂。DHA在胚胎阶段和婴儿阶段尤为重要，它是大脑的组成部件，占大脑干重的1/4。

在许多情况下，与普通孩子相比，存在学习和行为问题的孩子将α－亚麻酸转化为EPA和DHA的能力更为低下。因此，ADHD或阅读障碍的孩子EPA和DHA的摄入量可能需要达到正常孩子的2～3倍。

从欧米伽3脂肪酸的角度来看，最佳的饮食是“食鱼者”，即孩子每周吃三次鱼；如果做不到这一点，可以采用多吃种子的素食饮食。如果母鸡吃的饲料富含欧米伽3脂肪酸，那么产下的鸡蛋也可以提供充分的欧米伽3脂肪酸，可以查看鸡蛋包装盒上的标签来得知。不过，有一点别忘了：孩子不仅要吃富含欧米伽3脂肪酸的直接来源（如鱼）或者间接来源（如亚麻籽），也要注意少吃饱和脂肪酸，不吃加工脂肪酸。

欧米伽6脂肪酸

您的孩子也会需要欧米伽6脂肪酸，而这一类脂肪酸的源头是亚油酸。瓜子和芝麻等炎热气候下生长的种子就包含亚油酸。身体会将亚油酸转化为γ-亚麻酸（GLA）。您可能在月见草油或琉璃苣油里见到过γ-亚麻酸，这两种也是γ-亚麻酸已知最丰富的来源。大脑当中富含二高-γ-亚麻酸（DGLA），而它是GLA的一种衍生物。

研究证明，给予孩子GLA补充剂（通常是晚间给予月见草油）可以有效缓解多种健康问题。举例来说，一项针对运动障碍患儿的研究表明必需脂肪酸补充剂（包括欧米伽6脂肪酸）可以在短短3个月内改善孩子的阅读、书写和行为。

然而，有一种欧米伽6脂肪酸的效果和化身博士[1]有几分类似，

1 化身博士（Jekyll and Hyde），是英国作家史蒂文森（Robert Louis Stevenson）塑造的一个具有双面人格的小说角色，后常用来形容一个事物有正反两面。

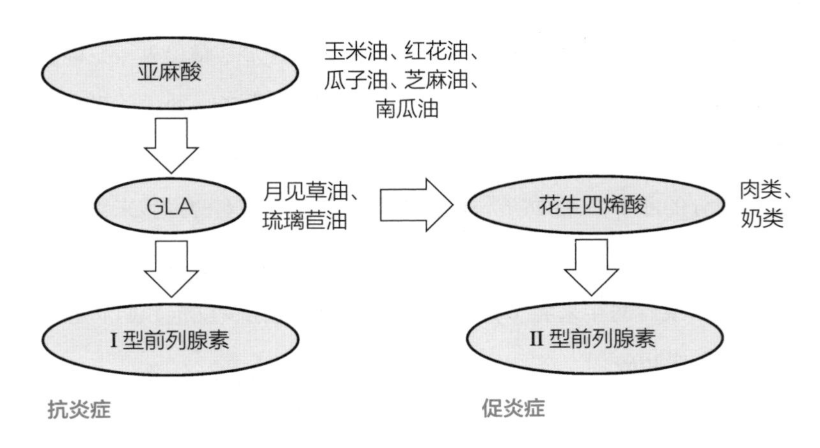

欧米伽6脂肪酸

它就是花生四烯酸（AA）。虽然花生四烯酸是一种必需脂肪酸，也是大脑的主要组成部分之一，但如果体内的花生四烯酸过量，就会促进炎症的产生。花生四烯酸的直接来源是肉类和动物产品，也可由亚麻酸或GLA间接合成得到。不过，间接合成的路线可能更好一些，因为GLA也可以合成抗炎物质，从而中和一部分花生四烯酸的促炎症作用。所以，要让孩子获得充足的欧米伽6脂肪酸，最好就吃富含欧米伽6脂肪酸的种子和种子油，不要大量摄入肉类和乳制品。如果孩子有发炎的情况（如湿疹、哮喘或过敏），请尤其注意上面的一点。

如何获取欧米伽脂肪酸

之前已经讲过，欧米伽3脂肪酸含量最高的种子是亚麻籽，蓖麻籽和南瓜子的含量也较高。益脑的必需欧米伽3脂肪酸（EPA和

DHA）的唯一直接来源是富含油脂的鱼类。蓖麻籽、南瓜子、瓜子、红花籽、芝麻和玉米粒都富含欧米伽6脂肪酸，核桃、大豆和麦芽的欧米伽6含量也较高。

必需脂肪酸的最佳食物来源

欧米伽3	欧米伽6
亚麻籽	玉米
蓖麻籽	红花
南瓜子	向日葵
	芝麻
	核桃
EPA和DHA	**GLA**
三文鱼	月见草油
鲱鱼	琉璃苣油
鲭鱼	黑加仑子
沙丁鱼	
鳀鱼（新鲜，非腌制鱼片）	
金枪鱼（鱼排，非罐装）	
鸡蛋（产自亚麻籽喂养的鸡）	

那么，要怎样将上面的必需脂肪酸加入孩子每天吃的东西呢？有三种方法：种子加鱼；种子油（必需脂肪酸浓度更高，但不含矿物质等其他营养物质；而矿物质在全种子中含量十分丰富）；或浓缩鱼油和种子油（比如亚麻油、月见草油或琉璃苣油）补充剂。

种子和鱼

如果您觉得种子比较好，可以取一份芝麻、瓜子和南瓜子以及三份亚麻籽，放入密封罐混合。将装好的种子罐放入冰箱冷藏，避光、避热，避免接触空气。每天早上取一勺混合种子，用咖啡碾压机碾碎，然后立刻加入孩子的麦片，这样孩子一天的必需脂肪酸摄入就够了。如果孩子早餐吃热麦片粥，可以先把种子加到热粥里，然后给孩子吃。建议您的孩子每周吃三次富含油脂的鱼，一次100 g（大概等于一罐沙丁鱼或一块鲭鱼排）。

种子油

如果您觉得种子油比较好，最开始的时候建议您使用欧米伽3和欧米伽6脂肪酸含量比为1∶1的冷榨调和油，最好是有机油，并在购买前保持冷藏状态。这种油在许多健康食品商店有售（见“产品和补充剂”目录），可以加入沙拉以及各类冷热食品，但切勿加热，有些孩子也会直接从勺子里喝油。蓖麻籽油也相对比较好，含有19%的α-亚麻酸（欧米伽3）、57%的亚麻酸和2%的GLA（欧米伽6）。有关不同年龄摄入的补充剂水平，请参见第二十五章。

补充剂

就补充剂而言，欧米伽6的最佳补充剂是琉璃苣油和月见草油。琉璃苣油的GLA更多，鱼油的欧米伽3含量最高。还有几种结合了EPA、DHA和GLA的补充剂。如果孩子太小、吞不了一片一片的补充剂，市面上也有多种调味的液体补充剂。有关不同年龄摄入的补充剂水平，请参见第二十五章。

总 结

要让孩子摄入正确的脂肪酸，请注意以下几点。

- 提供大量的种子和坚果——最好的种子是亚麻籽、蓖麻籽、南瓜子、瓜子和芝麻。首先将种子碾碎，然后撒在麦片、汤和沙拉上面，这样的营养价值会更高。

- 选择冷水肉食鱼类——1份沙丁鱼、鲱鱼、鲭鱼、烟熏鲱鱼或者野生或有机三文鱼，每周2～3份，这样就能得到充分的欧米伽3脂肪酸。

- 选择冷榨种子油——沙拉用油或者其他非加热情景用油时，使用调和油或大麻油。

- 避免使用油炸食品、加工食品和保质期较长的烘焙食品。

- 补充欧米伽3脂肪酸时，选择鱼油；补充欧米伽6脂肪酸时，选择月见草油或琉璃苣油。

- 每天往孩子的麦片里加1勺卵磷脂颗粒或1茶匙高PC的卵磷脂。

- 或者让孩子早餐吃1个鸡蛋——最好是散养有机鸡蛋，这种鸡蛋欧米伽3脂肪酸含量高。可以稍稍水煮或翻炒，但切勿油炸。

- 或者给孩子吃1份益脑食物复合补充剂，要求含有磷脂酰胆碱和磷脂酰丝氨酸。如果孩子有学习问题，我们特别建议采用这种补充剂（更多信息见第九章）。

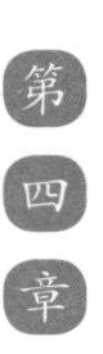

蛋白质的力量

蛋白质可以为孩子提供氨基酸，而氨基酸是生命的组成单元。蛋白质（protein）这个词源自希腊语“protos”，意为“首要的”，原因在于蛋白质是所有活细胞的基本组成材料。举例来说，人体就含有大约25%的蛋白质。

句子由词组成，词由字组成；类似地，蛋白质由肽组成，肽由氨基酸组成。孩子吃下肉类、蛋类、鱼类、奶类、扁豆、豌豆或藜麦（一种源自安第斯山脉的谷物）等富含蛋白质的食物后，消化系统会首先将蛋白质分解成肽，再把肽分解成氨基酸。然后，身体会把氨基酸按不同的顺序连接，形成全新的肌肉或器官组织、酶以及神经递质（大脑的化学信息传递员）。如果蛋白质（也就是氨基酸）供应良好，孩子就会长期充分地获取生长发育所需的组成单元；此外，之前我们已经提到，蛋白质也对维持良好的血糖平衡非常重要。

氨基酸检查

您可以回答下列问题，检查孩子的氨基酸水平：

您家孩子是否……

☐ 吃富含蛋白质的食物（如肉类、奶类、鱼类、蛋类或豆类）量不到每天一份？

☐ 吃蔬菜类蛋白质来源（如豌豆、扁豆、藜麦、种子、坚果、全谷物等）的量不到每天两份？

☐ 如果孩子只吃素，同时食用多种蛋白质食物（如上面提到的食物）的情况是不是很少？

☐ 经常参加体育活动？

☐ 焦虑、抑郁或易怒？

☐ 经常觉得累，或者没有干劲？

☐ 有时会对事物失去注意力，或者记忆力不佳？

☐ 头发以及指（趾）甲生长缓慢？

☐ 经常觉得饿？

☐ 经常消化不良？

如果上述问题当中您有五个及以上回答“是”，那么您家孩子的氨基酸摄入量有可能不足。

提高孩子的蛋白质摄入量之后，可以产生全方位的改变。请继续阅读，了解如何提高孩子的蛋白质摄入量以及如何让孩子精神更好、精力更旺盛。

蛋白质均衡

蛋白质的质量取决于其氨基酸的均衡性。身体总共可以利用23种氨基酸构成神经递质、肌肉细胞等物质和实体，但只有8种氨基酸是“必需的”，即必须通过饮食摄取。如果饮食当中另外15种氨基酸含量不足，那么身体可以利用必需的8种氨基酸合成它们。然而，孩子还有几种“半必需”氨基酸，原因在于孩子无法合成足量的这些氨基酸。

孩子每天需要食用一到两份蛋白质，一份20 g，具体的食用量取决于年龄：

必需脂肪酸的最佳食物来源

	2~3岁	4~8岁	9~13岁	14~18岁（女）	14~18岁（男）
蛋白质	13 g	19 g	34 g	46 g	52 g

蛋白质的氨基酸越均衡，可利用率就越高。用来衡量蛋白质均衡性的指标是“蛋白质净利用率”（NPU）。后文表格列出了24种NPU（或蛋白质质量）位居前列的单个食物和食物组合。举个例子，将扁豆或豌豆和米饭一起食用可以较好地提高总的蛋白质质量，原因在于扁豆和豌豆富含米饭缺乏的氨基酸。这张表格还列出了要获取一份20 g的蛋白质所需要食用的食物量。

因此，对一个6岁孩子来说，普通一天的蛋白质可以在以下选项当中任选两项摄入：一个鸡蛋（10 g）、一份50 g的三文鱼、一把种子和坚果（60 g）、一份豌豆（100 g）。

如果孩子只吃素，那么普通一天的蛋白质摄入可以在以下选项当中任选两项：一小杯酸奶、一把种子和坚果、一份140 g的豆腐、一小杯藜麦或一小份豌豆拌饭。对素食者而言，诀窍在于食用“种子类”食物（种到土里会长出来的食物），比如，坚果、豌豆、扁豆、圆豆、玉米或谷物（小麦或者燕麦等）的胚芽。“花类”食物（如西蓝花、花菜）的蛋白质含量也比较丰富。

二十四大富含蛋白质的食物

食物种类	总卡路里当中蛋白质的百分比（%）	提供 20 g 蛋白质需要的食物量	蛋白质净利用率（NPU）
谷物和豆类			
藜麦	16	100 g（1 杯），干重	上佳
豆腐	40	275 g（1 包）	尚可
玉米	4	500 g（3 杯），烹饪后	尚可
糙米	5	400 g（3 杯），烹饪后	上佳
鹰嘴豆	22	115 g（2/3 杯），烹饪后	尚可
扁豆	28	85 g（1 杯），烹饪后	尚可
鱼类和肉类			
金枪鱼（罐头）	61	85 g（1 小罐）	上佳
鳕鱼	60	35 g（很小 1 片）	上佳
三文鱼	50	100 g（1 小片）	上佳
沙丁鱼	49	100 g（1 条烤鱼）	上佳
鸡	63	75 g（1 小块烤鸡胸）	上佳
坚果和种子			
瓜子	15	185 g（1 杯）	尚可

续表

食物种类	总卡路里当中蛋白质的百分比（%）	提供 20 g 蛋白质需要的食物量	蛋白质净利用率（NPU）
南瓜子	21	75 g（半杯）	尚可
腰果	12	115 g（1 杯）	尚可
杏仁	13	115 g（1 杯）	尚可
蛋类和奶类			
鸡蛋	34	115 g（2 个，中等大小）	上佳
天然酸奶	22	450 g（3 小杯）	上佳
乡村芝士	49	125 g（1 小杯）	上佳
蔬菜			
豌豆（冷冻）	26	250 g（2 杯）	尚可
其他豆类	20	200 g（2 杯）	尚可
西蓝花	50	40 g（半杯）	尚可
菠菜	49	40 g（2/3 杯）	尚可
食物组合			
扁豆 + 米饭	18	125 g（小杯），干重	上佳
豌豆 + 米饭	15	125 g（小杯），干重	上佳

注：一“杯”的大小按英制计算。

不过有一点要注意：多不一定等于好，孩子摄入的蛋白质有可能过量。虽然每日蛋白质摄入量的确取决于孩子目前的生长特征、锻炼强度和蛋白质需求，但如果每日蛋白质摄入量超过85 g，则会对健康产生负面影响。举例来说，一部分蛋白质的分解产物（如氨气）有一定毒性，要解除这些产物的毒性，会对肾脏造成负担。此外，氨基酸摄入量过高会造成血液内酸浓度过高，身体会释放骨骼当中的钙来中和浓度过高的酸。科学研究充分表明，蛋白质含量极高的饮食会导致肾脏疾病和骨质疏松，因此和其他所有营养物质一样，均衡对蛋白质而言也相当重要。

蛋白质高度缺乏的特征表现是胳膊和腿部纤细，同时肚子肥大，这在发达国家和地区非常罕见。然而，氨基酸摄入不足的情况非常常见，并且可能导致抑郁、情绪淡漠、缺乏动力、难以放松、记忆力低下和注意力难以集中。经研究证明，补充特定种类的氨基酸可以解决上述所有问题。举例来说，试验发现与最佳的抗抑郁药物相比，色氨酸（一种氨基酸）抗抑郁的效果更佳。此外，与咖啡相比，酪氨酸（一种氨基酸）可以更好地改善压力条件下的精神和身体机能。γ-氨基丁酸（GABA）的抗焦虑效果也非常好。

思维乐团的关键乐手

不过，要了解氨基酸对孩子的大脑为什么如此重要，让我们首先来看看氨基酸构成的神经递质（化学信息传递员）究竟有什么作用。大脑和身体内总共含有数百种各不相同的神经递质，但最主要的神经递质有以下几种。

关键神经递质

- **肾上腺素、去甲肾上腺素和多巴胺**可以让我们拥有良好的情绪，促进身体机能，赋予我们动力，帮助我们面对压力。
- **GABA**与上面几种刺激性神经递质作用相反，让我们放松，在面对压力之后让我们冷静下来。

- **5-羟色胺（血清素）**让我们保持愉悦的心情，改善我们的情绪，消除不悦。

- **乙酰胆碱**让我们保持思维敏锐，改善我们的记忆力，提高精神警觉性。

- **色胺类物质**让我们保持与外界的联结。举例来说，褪黑素使我们遵守日夜和季节的节律变化。

大脑里面还有许多其他物质拥有和神经递质非常相似的功能（如运动后使我们感到兴奋的内啡肽），但上面5种神经递质最为重要，会影响孩子的情绪、记忆力和精神警觉性。举例来说，如果孩子的5-羟色胺水平上升，就很有可能会感到开心；如果多巴胺和肾上腺素水平下降，就很有可能会做事没有动力、感到疲惫。要让孩子精神高度健康，上述5种关键神经递质的水平就一定要达到正确的平衡。

氨基酸的作用模式和直接影响神经递质的处方药非常接近。举例来说，利他林等安非他命类处方药可导致肾上腺素大量释放，而SSRI类抗抑郁药赛乐特（Seroxat）可阻断5-羟色胺的分解，从而有效提高5-羟色胺的水平。然而，这些药物会产生多种副作用，其药物作用在本质上与身体的天然构造背道而驰。越来越多的研究表明SSRI类抗抑郁药带来的益处不足以抵消其风险，所以这一类药物的使用场景，特别是针对儿童的使用场景越来越少。

氨基酸等营养物质是大脑的组成部分，身体本身的构造就可以利用它们，因此，它们可以产生与药物相同甚至更佳的效果，同时没有副作用。也就是说，激活孩子大脑的最佳方法就是确保孩子摄入的饮食含有充足的氨基酸。所谓“摄入的饮食含有充足的氨基酸”，是指每天都要摄入足量的蛋白质。有一些蛋白质还比较特殊，凡是吃东西的时候都要摄入，从而使人体获得良好情绪平衡所必需的良好血糖平衡。

补充氨基酸

如果孩子的蛋白质摄入量适中，就应该可以获得足量的氨基酸。不过，假如孩子的情绪或记忆力有特别的问题，也可以考虑补充剂（更多详细内容见第三篇）。营养治疗师有测量氨基酸水平的方法（见相关资源）。根据氨基酸水平的测量结果，营养治疗师可能推荐您的孩子服用特定的氨基酸补充剂。

总　结

要让孩子摄入足量的蛋白质，请注意以下几点。

- 按第59～60页表格的内容，每天给予孩子1～2份富含蛋白质的食物，具体给予量由孩子的年龄而定。
- 每顿饭都加入一定量的蛋白质，比如，往意大利面蘸酱里加鹰嘴豆或者鸡肉，或者往麦片里加坚果或种子。这一条对血糖平衡非常重要。
- 选择良好的蔬菜类蛋白质来源，具体包括豌豆、扁豆、藜麦、豆腐和“种子类”蔬菜（如西蓝花）。
- 动物蛋白质选择散养鸡蛋、鱼肉或瘦肉，尽量选择有机产品。

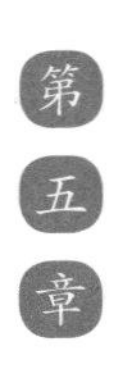

必需维生素和充满魔力的矿物质

之前我们讨论了含量丰富的物质——碳水化合物、脂肪和蛋白质，它们统称常宏量营养素，是儿童饮食和儿童个体的主要组成部分，都可用于提供能量。维生素和矿物质即是所谓的“微量营养素”。如果把宏量营养素比作肌肉，那么维生素和矿物质就是大脑。没有维生素和矿物质，孩子就无法将碳水化合物转换为能量，无法处理必需脂肪酸，无法将来源于蛋白质的氨基酸重新组装成神经递质等物质。总的来说，维生素和矿物质就是构建和重建孩子身体和大脑以及维持身体正常运转的关键所在。

维生素是有机化合物。换句话说，维生素包含按许多组合方式结合在一起的多种元素。同一种维生素可能有几个名字，比如α–生育酚、γ–生育酚和生育三烯酚都是维生素E，只是形式不同而已。除维生素D和维生素K外，所有维生素都必须经口摄入。另外，矿物质由单一元素组成，在元素周期表上拥有唯一的名称（如钙、镁、锌都是矿物质）。人体无法合成矿物质，必须经饮食摄取。

必需维生素

接下来我们来看看各种维生素以及它们在体内发挥的功能。维生素可以是抗氧化剂、激素、免疫调节剂和辅酶，这里的“辅酶”就是协助其他分子发生化学反应的协助性分子。

维生素可以分为水溶性维生素和脂溶性维生素，据此即可大体上决定某一种维生素在含水和含油食物当中的分布情况。人体共有13种维生素，其中4种（维生素A、D、E、K）是脂溶性维生素，9种（8种维生素B和维生素C）是水溶性维生素。所有的维生素都有多种功能。

早在发现维生素多年以前，人类就已经认识到了某些食物对健康的益处。古埃及人知道食用肝脏可以治疗夜盲症；现在，研究表明夜盲症是维生素A缺乏造成的，肝脏也自然富含维生素A。18世纪时，苏格兰医生詹姆斯·林德发现柑橘类食物可以协助预防坏血病。坏血病是一种致死率很高的疾病，患者表现为无法正确合成胶原蛋白，导致伤口愈合困难、牙龈出血、严重疼痛和死亡。自林德医生公布这一重大发现之后，一种夺去了诸多水手生命的疾病，同时也是一种维生素C严重缺乏导致的疾病，就可以通过经常食用富含维生素C的柠檬和青柠消灭了。

今天的发达国家和地区很少出现坏血病等重度维生素缺乏病，

但不至于就医的维生素缺乏却很常见。维生素容易发生化学反应，见光、受热和与氧气接触均会造成不同程度的维生素降解。所以说，食物放置的时间越长、“加工”的程度（如烹饪和食品加工）越深，维生素含量就越少。成熟前采摘等集约农业方法会导致许多本身富含维生素的食物在处理过程中丧失维生素这种极佳的营养物质。当今世界，人们送进肚子里的食物大多经过一定的加工、包装、催熟或储存时间过长，所以维生素含量可能进一步减少。

充满魔力的矿物质

100多年前，俄国化学家门捷列夫发现物质的所有基本组成成分，即所谓的“元素”，都可以根据化学性质按照一定的顺序排列，并编制了元素周期表。最开始的元素周期表有很多空格，当然，之后人们逐渐发现了空格里应该包含的元素。所有的物质，包括您和您家孩子的身体，都是由这些元素构成的。

元素分气体、液体和固体，比如，氧和氢就是气体，铁、锌、铬等元素就是固体。人体的96%是由碳、氢、氧和氮构成的，这4种元素构成碳水化合物、蛋白质、脂肪和维生素，而剩下的4%就是矿物质。

植物可以从土壤当中摄取矿物质。和摄取维生素的方式一样，我们既可以从植物直接摄取矿物质，也可以从肉类间接摄取矿物质。同样地，现代饮食常常缺乏矿物质。现代饮食缺乏矿物质的原因主要有二：一是土地的矿物质含量下降，二是食品加工。

随着植物不断从土壤当中吸收矿物质，土壤会不断损失矿物质，然后农民会使用富含矿物质的肥料，以此补充土壤的矿物质。然而，很多我们从农作物当中获取的矿物质对农作物生长而言并不需要，所以农民便没有为土壤补充这些矿物质的动机。通常来说，化肥只含有氮、磷和钾，因此土壤便会逐渐缺乏其他矿物质。

生产精米、白面粉和白糖的食品加工过程对一部分矿物质的去除程度达到了90%。精制早餐麦片等食品必须达到法律规定的最低营养要求，所以会添加一定量的钙、铁和B族维生素。这些食品为了促销，会在包装袋上标注“营养丰富”或“添加维生素和矿物质”。不过，要是食品根本没有经过精制，就不需要进行上述操作了。矿物质不会在食品烹调期间受热破坏，这一点与维生素不同；然而，烹饪用水可以溶解矿物质。所以说，蒸菜可以保留维生素，但煮菜则不能。如果确实要用水煮菜，可以把富含矿物质的煮菜水用来做汤和炖菜，这也是一种有效的重复利用！

要记住，让孩子多吃这两种微量营养素，因为孩子基本上不会优先选择富含维生素和矿物质的水果、蔬菜和全食物。

维生素和矿物质检查

您可以回答下列问题，检查孩子的维生素和矿物质摄入水平：

您家孩子是否……

□ 吃新鲜水果和蔬菜（不算土豆）的量不到每天五份?

□ 吃深绿色蔬菜的量不到每天一份?

□ 吃新鲜热带水果或果干的量不到每周三份?

☐ 吃种子或种子油（如南瓜子、瓜子、芝麻或未烤制的坚果）的频率不到每周三次？

☐ 一般不吃多种维生素或矿物质补充剂？

☐ 经常吃白面包、白米饭或白意大利面，不吃糙米制品或全谷物？

☐ 焦虑、抑郁或易怒？

☐ 有肌肉痉挛？

☐ 有白色月牙的指甲多于两块？

☐ 与外界有脱离感，难以与人建立关系或交流？

如果上述问题当中您有五个及以上回答“是”，那么您家孩子的维生素和矿物质摄入量有可能不足。

终极起跑线

如果从生命的最开始就给予孩子其所需要的维生素和矿物质，孩子将受益无穷。所谓“最开始”，指的是怀孕期间（最好是在怀孕前）、喂奶期间以及断奶期间。英国卫生部“健康起跑线”（Healthy Start）计划认可在上述儿童生命的关键阶段给予良好营养的重要性，该计划为低收入家庭的孕期女性和幼儿提供新鲜水果蔬菜的兑换券和免费维生素。

英国医疗研究委员会开展了一项为期16年的研究，结果表明出生后前几年的最佳营养不仅对儿童的身体健康非常关键，也会在多年后影响儿童的智力水平。该研究共调查了424名婴儿，一组给予标准牛奶配方，另一组给予添加了蛋白质、维生素和矿物质的增强牛奶配方。到18个月时，接受标准牛奶配方喂养的婴儿“表现明显不如另一组”；到8岁时，这些孩子的IQ值比另一组最多低14。很明显，让孩子在胎儿时期和刚出生后不久获得最佳营养非常重要（更多信息见第二十一章），但有一点您要清楚：往孩子的饮食当中添加促进健康的维生素和矿物质，无论什么时候都不晚。

提供活力的营养物质

每一种必需维生素和矿物质都对促进健康非常重要。下面我们将讨论对孩子健康最为关键的一些维生素和矿物质，并告诉您孩子缺乏这些物质后会出现的症状，以及确保孩子获得充分营养所对应的最佳食物种类。

维生素A是健康的表皮（无论体内还是体外）都需要的一种物质。它是一种抗氧化剂，可以支持免疫系统，并对视力至关重要。维生素A摄入不足会导致口腔溃疡、夜间视力差、痤疮粉刺、经常感染感冒以及皮肤干燥易脱落。维生素A有两种主要形式，一种是视黄醇，主要来源为动物源食品（如肝脏、肉类、奶酪和鸡蛋）；另一种是β-胡萝卜素，主要来源为黄色和橙色的蔬菜（如胡萝卜、红薯和辣椒）。β-胡萝卜素会在肝脏转变为维生素A。

B族维生素协助人体从食物当中生产热量，并参与调节多项体内过程。

维生素B_1（硫胺素）参与将葡萄糖转化为热量的过程。葡萄糖是大脑的主要能量来源，所以硫胺素缺乏的首要症状之一就是精神和身体疲惫。缺乏维生素B_1的孩子可能难以集中注意力。

维生素B_2（核黄素）对毛发、指（趾）甲和眼睛非常重要。要是您之前吃过复合B族维生素或多种维生素补充剂，然后发现尿液偏金黄色，那您就看见了维生素B_2！缺乏维生素B_2的症状包括眼睛有灼烧感或沙砾感、对强光敏感、舌头痛、头发没有光泽或发油、湿疹、皮炎、指（趾）甲分叉以及嘴唇龟裂。

维生素B_3（烟酸）对血糖平衡至关重要，并且是从色氨酸合成5-羟色胺（“让人开心”的神经递质）和褪黑素（一种助眠物质）的过程当中不可缺少的一部分。换句话说，维生素B_3对孩子保持情绪和精神稳定、开心快乐和晚上睡眠良好相当重要。和所有B族维生素一样，维生素B_3也是从食物生产能量的必需物质。缺乏维生素B_3会导致精力低下、腹泻、失眠、头痛、抑郁、易怒和皮肤症状（如粉刺和湿疹）。

维生素B_5（泛酸）是对孩子记忆力和抗压能力起关键作用的维生素，是生成乙酰胆碱（提高记忆力的神经递质）必需的物质。缺乏维生素B_5的表现有肌肉颤抖或痉挛、对外界反应冷漠、注意力难以集中、脚部发烫或足跟疼痛、恶心、精力低下、焦虑以及紧张。

维生素B_6（吡哆素）是激素合成的必需物质，也是合成快乐激素5-羟色胺的必需物质。它可以缓解压力，而压力反过来会让身体的维生素B_6储量下降。缺乏维生素B_6的表现有难以回忆梦境、手部有麻刺感（这也可以是维生素B_6中毒的表现）、抑郁、紧张、易怒、肌肉颤抖或痉挛、精力低下以及皮肤易脱落。

维生素B_{12}（钴胺素）可以协助血液运输氧气，DNA合成也需要它，并且对神经而言也是必需的。缺乏维生素B_{12}的表现有头发或皮肤状况不佳、易怒、焦虑或紧张、精力低下、便秘、肌肉疼痛和皮肤苍白。

叶酸对大脑和神经功能（以及怀孕期间婴儿的大脑和神经功能发育）非常重要，蛋白质利用和红细胞生成都需要它。缺乏叶酸的表现有贫血、湿疹、嘴唇龟裂、焦虑或紧张、记忆力或胃口低下、胃痛以及抑郁。

维生素B_6、维生素B_{12}和叶酸共同控制体内的甲基化过程，该过程对几乎所有神经递质的合成都至关重要，许多健康问题的背后都存在甲基化异常。这3种物质还是同型半胱氨酸水平调控的关键所在，而同型半胱氨酸水平升高会造成心血管问题、骨质疏松以及其他疾病的风险增加。

生物素对儿童特别重要，可以协助人体利用必需脂肪酸，促进形成健康的皮肤、毛发和神经。缺乏生物素的表现包括皮肤干燥、头发发质不佳、肌肉疼痛、胃口不佳或恶心、湿疹以及皮炎。

许多食物都含有B族维生素，尤其是谷物、蔬菜和豆类。烹饪和食品加工极易破坏B族维生素，精制过程则会几乎完全除去B族维生素。所以，B族维生素的最佳来源包括全谷物（如燕麦和大麦）以及新鲜蔬菜（如菠菜和西洋菜）。不过，维生素B_{12}是个例外，它只在动物源食品（如蛋类和鱼类）当中有分布。严格素食几乎完全不含维生素B_{12}。如果孩子的肠道菌群健康，那么这些细菌可以提供一定量的维生素B_{12}（更多信息见第七章）。

维生素C（抗坏血酸）的常见用途是抗感染、抗感冒和抗流感。

它可以协助皮肤、骨骼和关节形成胶原蛋白，同时也是一种抗氧化剂，可以抵抗外界污染，并回收利用另一种抗氧化剂维生素E。和B族维生素一样，维生素C协助将食物转化为能量的过程。缺乏维生素C的表现包括经常感染或感染难以愈合、精力低下、容易出现瘀伤、牙龈出血和经常流鼻血。新鲜水果蔬菜（如西蓝花、辣椒、猕猴桃和橘子）是最佳的维生素C来源。和B族维生素一样，维生素C会被光、热和氧气破坏，所以储存了一段时间的食物和深加工食物的维生素C水平都会大幅下降。

维生素D（钙化醇）最为人所知的用途是促进骨骼和牙齿健康，原因在于它可以协助身体吸收和利用钙质。不过，最近的研究发现，维生素D不仅在免疫系统内部有许多其他功能，还参与情绪、心血管健康和癌症防护。缺乏维生素D的情况可能较为普遍，而且和其他维生素不同，维生素D的主要来源并不是食物。维生素D是脂溶性维生素，在一些含油的食物（如含油鱼类、牛奶和鸡蛋）当中也有分布，但仅凭饮食无法摄入足量的维生素D。其实，维生素D又称“阳光维生素”，原因在于人体皮肤可以在阳光照射下生成维生素D。当下许多人的日晒时长不足，并且肤色较深的人缺乏维生素D的风险相对较高，原因在于皮肤当中的色素会过滤掉激活维生素D生成的紫外线。儿童必须经常晒太阳，但肯定也不能晒伤。尽管如此，需要补充剂的人也不在少数，在冬天尤其如此。怀孕和哺乳期女性也会经常收到服用补充剂的建议。

维生素E（生育酚）是一种抗氧化剂，可以保护细胞和必需脂肪酸不受破坏，是皮肤健康和免疫系统必需的物质。缺乏维生素E的表现有容易出现瘀伤、伤口愈合缓慢、肌张力丢失和皮肤干燥。维生素E是脂溶性维生素，含油的食物（如种子、种子油、坚果、含油鱼类和小麦胚芽）当中含量较高。

维生素K（K_1，又称叶绿醌）对血液凝固非常关键。缺乏维生素K会造成出血。数十年来，新生儿都会按常规接受维生素K的注射，但近年来科学界对这种做法提出了疑问。花菜、西蓝花、卷心菜和土豆等蔬菜当中含有一定的维生素K，但大多数维生素K都是肠道菌群合成的。所以，关于维生素K，最重要的是要让孩子拥有健康的肠道菌群（更多内容见第七章）。

矿物质的奇迹

市面上宣传维生素好处多多，但对孩子的生长发育而言，矿物质和维生素一样重要。接下来我们来看看关键的矿物质。

钙对骨骼和牙齿的健康非常关键，这一点已经广为人知。要让孩子冷静下来、帮助孩子好好睡觉，您可能基本上不会想到要给予孩子矿物质，而钙恰恰就能做到，它可以帮助神经和肌肉细胞放松。缺钙的表现包括肌肉痉挛或颤抖、失眠或紧张、关节疼痛和牙齿腐蚀。乳制品可以提供大量钙，但好的钙源不仅有乳制品，还有杏仁、南瓜子、沙丁鱼、绿色蔬菜和核桃。

铬可以维持血糖平衡，减少渴望糖分的情况。缺铬的孩子会出现血糖平衡不佳的表现，比如，情绪波动剧烈、饥饿时容易发怒、渴望摄入糖分以及出冷汗或大量出汗（尤其在夜晚出现；该情况较为极端）。全谷物含有铬，但精制过程导致铬的丢失率最高可达

98%，所以以白米饭、白意大利面和白面包为主的饮食会导致铬的缺乏。其他含铬比较丰富的食物有土豆、辣椒、鸡蛋和鸡。

铜是人体多个关键系统的组成部分。胶原蛋白（皮肤、血管、骨骼和关节的关键组成部分）需要铜，铁的正常吸收和利用需要铜。但铜也是一种具有“化身博士”性质的矿物质，铜过量会造成一些精神健康症状，比如，焦虑和恐慌（更多内容见第六章）。孩子极少出现缺铜的症状。铜的最佳饮食来源是贝类和豆类。

铁协助红细胞往全身输送氧气，人体将食物转换成能量也需要铁。缺铁的表现包括精力低下、疲乏、精神萎靡和贫血。铁的最佳来源是蛋、肉等动物源食物，植物来源有南瓜子、杏仁、豆类和菠菜。维生素C有助于铁的吸收，所以让孩子早上吃新鲜水果配鸡蛋，可以提高对铁的吸收。

镁在孩子最缺乏的矿物质排行当中排名第二，仅次于锌。要形成强壮的骨骼和牙齿，在需要大量钙的同时，也需要大量镁。镁和钙都是天然的肌肉松弛剂，可以帮助入睡，让多动的孩子冷静下来。镁对能量的产生也很重要。缺镁的孩子可能难以入睡、难以保持睡眠状态或者睡眠后精力无法恢复，并且可能出现焦虑、紧张、多动、便秘和头痛的情况。肌肉痉挛（包括痛经）都是缺镁的标志。绿叶蔬菜、坚果和种子（尤其是芝麻、瓜子和南瓜子）都是很好的镁源。

锰有助于形成健康的骨骼、软骨、组织和神经，可以激活20多种加速体内化学反应的酶，协助维持血糖平衡，促进DNA健康，参与红细胞形成，并支持正常的大脑功能。缺锰的表现包括肌肉抽动、“越来越痛”、头晕或平衡感差、惊厥和痉挛。菠萝、杧果等热带水果以及西洋菜、燕麦和浆果类食物都是良好的锰源。

硒是一种重要的抗氧化剂，可以破坏自由基和致癌物质，支持免疫系统对抗感染。缺硒的孩子更容易生病。种子、坚果、金枪鱼和蘑菇都含有大量硒。

锌对孩子来说是最关键的营养物质之一，也是孩子最经常缺乏的一种矿物质，对孩子的生长、免疫能力和能量合成都是必需的。英国人的平均锌摄入量为7.5 mg，仅有推荐每日摄入量（RDA）的一半；换句话说，有一半英国人摄入的锌不足所需量的一半。缺锌的孩子可能指甲上有白色斑点，如果孩子体重增长较快，身上还会出现皮肤扩张纹。此外，缺锌的孩子还可能出现生长不良、易受感染和多种精神健康症状，例如，多动、孤独自闭、抑郁、焦虑、厌食、精神分裂和违法犯罪行为。锌还可以帮助孩子提高在校表现，孩子生长发育期间也会多次需要补充额外的锌，例如，快速生长期、青春期、面对压力时、遭受感染时、铜过量时以及出现血糖问题时，甚至还有人存在遗传造成的需要补锌的情况。形成精子的过程需要锌，所以12岁及以上的男孩需要补锌。所有的“种子”类食物（坚果、种子和谷物胚芽）都含有锌，肉类和鱼类富含锌，但牡蛎的锌含量最高：一颗牡蛎的锌含量就最多可以达到15 mg！

综上所述，如果孩子摄入新鲜食材和全食物，且来源多样，就可以获取范围最佳、数量最佳的全部营养物质（关于改善孩子饮食和补充剂的更多内容，请见第四篇）。

保护孩子的抗氧化剂

当今世界污染很严重，要想完全避免污染物质基本不可能。但是，您可以利用抗氧化剂，从孩子体内在一定程度上保护孩子。

抗氧化剂可以解除氧化剂的作用，而氧化剂的另一个名字就是“自由基”。自由基是指可以引起细胞损伤的高度不稳定分子，是身体正常化学过程和燃烧的副产物。在人体内，只要细胞“燃烧”葡萄糖来产生能量，就会产生氧化剂，然后这些生成的氧化剂便会破坏构成孩子大脑和身体的必需脂肪酸、蛋白质和磷脂。在环境当中，汽车燃烧汽油这种过程也会产生氧化剂。如果把氧化剂比作正在燃烧的物体（如正在燃烧的香烟）发出的火花，抗氧化剂就像一副防火手套，可以防止火花损伤细胞。

抽烟时吐出的烟雾包含数量庞大的氧化剂，并且这些氧化剂可以快速进入大脑，所以当孩子周围有人吸烟时对孩子特别不好。废气（尤其是汽油燃烧的废气）含有的氧化剂相对来说更加难以防范。它们对孩子身体和大脑的影响拥有较长的潜伏期，所以孩子一定要摄入充足的抗氧化剂。

抗氧化剂家族成员繁多，它们共同作用是保护您的孩子。为了最大限度地保护孩子，务必确保孩子每天摄入的补充剂当中含有这些抗氧化剂，并给予孩子富含抗氧化剂的食物。

• 主要抗氧化剂的食物来源 •

- β-胡萝卜素：胡萝卜、红薯、杏干（先泡再干燥）、南瓜和西洋菜
- 维生素C：西蓝花、辣椒、猕猴桃、浆果类水果、番茄和柑橘类水果
- 维生素E：种子和冷榨种子油、小麦胚芽、坚果、豆类和鱼类
- 硒：牡蛎、巴西坚果、种子、糖浆、金枪鱼和蘑菇
- 谷胱甘肽：金枪鱼、豆类、坚果、种子、大蒜和洋葱
- 花青素：浆果类水果、樱桃、红提、甜菜根和西梅（李子）
- 硫辛酸：红肉、土豆、胡萝卜、番薯、甜菜根和菠菜
- 辅酶Q：沙丁鱼、鲭鱼、坚果和种子

当然，让孩子不吃什么也同等重要。我们燃烧葡萄糖供能的过程会产生氧化剂，吃一片酥脆的肉也会摄入数量庞大的氧化剂，所以切勿过度烹饪、火烧或烧焦食物。烧烤很有意思，但切记要小火慢烤，保证孩子吃的香肠略呈棕色，并且从内到外都烤透，不要把外表烤焦。如果您喜欢煎炒食物，可以盖上煎锅，小火慢煎。要是油在煎锅里飞溅起来或者冒烟，就表示温度过高。

总 结

要让孩子摄入足量的维生素和矿物质，请注意以下几点。

- 保证孩子食用富含抗氧化剂的食物，比如，水果、蔬菜、种子和鱼类。孩子每天的饮食需至少包含5份新鲜水果蔬菜，最好包含7份。
- 每天都让孩子吃坚果和种子，并注意选择全食物（如全谷物、扁豆、豌豆和糙米），不选择精制食物。
- 每天给予孩子“最佳营养”——多种维生素和矿物质补充剂（更多信息见第二十五章）。
- 请勿吸烟，同时不要烧焦食物或把食物炸脆，以此避免过度暴露于氧化剂的情况。动物蛋白质选择散养鸡蛋、鱼肉或瘦肉，尽量选择有机产品。

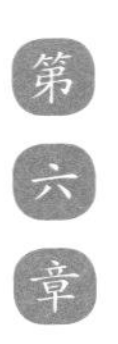

抗营养物质和避免摄入的方法

大量摄入好东西只是一部分工作。之前在脂肪那一章已经讨论过，不让孩子接触坏东西也同样重要。这里，我们把“坏东西”统称为抗营养物质。所谓的“抗营养物质”是指一切令人体的营养物质枯竭或干扰营养物质代谢的物质。之前提到的反式脂肪酸、氧化剂和糖分就是抗营养物质。接下来我们来看看剩下的坏东西：有毒矿物质、添加剂和防腐剂。

上一章我们讨论了一部分对孩子的健康非常关键的矿物质，但并非所有矿物质都是好东西。有一些矿物质（如铅和汞两种重金属）带来的影响极坏，对孩子的大脑和神经系统尤其不利。举例来说，大量摄入汞会对孩子和成人的智力和行为产生灾难性的影响。

案例记录　安东尼（9岁）

医生诊断安东尼患有书写困难症，这是一种专门影响书写能力的学习障碍。安东尼的父母注意到安东尼的书写能力受到糖分和食品添加剂的影响，遂决定让安东尼的饭菜不含糖分和食品添加剂，发现干预结果良好。后来，安东尼的父母带着儿子来我院就诊。我们先给安东尼做了毛发分析，结果发现安东尼的毛发当中有毒金属汞的含量较高，遂决定让安东尼多补充锌、硒和维生素C，帮助排出体内的汞。3个月后，安东尼和他的母亲都非常开心，因为他的书写能力有了明显提高。

重金属——常见的怀疑对象

您或许会以为，只有在有毒物质填埋场附近居住或上班的人才会接触到重金属。但令人惊讶的是，重金属在环境当中极为常见。

镉：吐烟即危险

香烟的烟雾当中镉含量极高，而镉是一种会导致精神表现异常和攻击性增强的重金属。汽车尾气里含有镉；食物（尤其是精制食物）当中也可能含有少量镉，原因在于精制过程会除去防止镉对人体造成伤害的硒、锌等有益矿物质。镉也会使与人体结合的锌脱落，所以被动吸烟者需要的锌更多。

不要让孩子闻到香烟烟雾。要是您吸烟的话，请戒烟。要让孩子不吸烟，同时避免孩子受到重金属污染，最好的方法就是家长戒烟。

铝：外带有毒

铝在现代产品当中的分布极为广泛，超市、快餐窗口和其他食品操作过程广泛使用铝盘和铝箔包装，而且许多常见的家居产品也含有铝。抗酸药含有铝，某些加工奶酪含有铝，牙膏包装、止汗药、锅碗瓢盆，甚至水里面都有铝。

尽管如此，这些铝并不都会进入人体。举例来说，锅里面的铝必须满足一定的条件才会溶解，但假如用老式铝制炊具加热酸性物质（如茶、番茄或大黄），铝就会溶于水。另外，越缺锌的人越容易吸收铝。出于安全考虑，最好不要直接在铝箔上加热食品。可以把铝箔放在烤架下面，把食物放在烤架上面加热。充足的维生素C摄入也可以协助身体处理铝。

汞：帽匠发疯的原因

“疯得跟帽匠一样”这个说法起源于18和19世纪，当时的帽匠用汞化合物制作帽毡。帽匠用水烹煮帽毡，然后用水汽蒸煮帽毡，使之成形，其间吸入了汞含量极高的烟雾。汞可以使人抑郁、易怒、运动失调，还会造成其他令人痛心的症状。帽匠之所以“发疯”，都要归因于汞破坏大脑内部化学过程的方式。

事实上，汞的毒性极强。被污染的食物、药品、化妆品和混合补牙材料当中含有少量汞。以前白喉和肝炎疫苗中加有硫柳汞，但这种操作现在已经禁止。低功率电灯泡和水银温度计当中也含有汞，所以在它们损坏后，处理时必须小心。

尽管如此，我们特别需要注意从污染水域捕获的鱼类。许多化学工艺都会用到汞，事故和非法排放导致部分地区（包括英吉利海峡）的汞水平上升。鱼类体内会储存汞，金枪鱼、剑鱼、青枪鱼和鲨鱼等大型鱼类尤甚。食用这些鱼类就会摄入汞。

问题来了：金枪鱼等含油鱼类是欧米伽3必需脂肪酸的重要来源。下表列出了各种冷水鱼类当中欧米伽3脂肪酸和汞的含量比，其中最好的鱼类欧米伽3脂肪酸含量最高、汞含量最低。与野生三文鱼相比，家养三文鱼的欧米伽3脂肪酸含量可能明显偏低，原因在于鱼类的必需脂肪酸含量很大程度上取决于饲料的质量。

冷水鱼类当中欧米伽3脂肪酸和汞的含量比

	欧米伽 3 脂肪酸 g/100 g	汞 mg/kg	欧米伽 3 脂肪酸 / 汞
新鲜野生三文鱼	2.7	0.05	54.0
沙丁鱼罐头	1.57	0.04	39.3
烟熏三文鱼罐头	1.54	0.04	38.5
新鲜鲭鱼	1.93	0.06	35.1
鲱鱼	1.31	0.04	32.8
鳟鱼	1.15	0.06	19.2
新鲜金枪鱼	1.5	0.4	3.8
鳕鱼	0.25	0.11	2.3
新鲜龙利鱼	0.1	0.05	2.0
金枪鱼罐头	0.37	0.19	1.9
青枪鱼（？ =推测）	？2	1.1	1.8
剑鱼（？ =推测）	？2	1.4	1.4

矛盾的铜

铜既是必需矿物质，又是有毒矿物质。除非您的饮食当中精制食物的占比非常高，否则缺铜的情况非常罕见。不过，会有少量铜从铜制水管溶解到水中，而且如果您家住在软水[1]区，或者家里采用全新的、尚未钙化的铜制管道，那么您家接触的铜就可能达到毒性水平。锌可以帮助人体排出多余的铜，但假如孩子缺锌，就无法用这种方式排出铜。

铅：大脑的麻烦

20世纪90年代发表的多项重要研究成果一致表明，血液、毛发或乳牙含铅量最高的孩子的IQ较低。匹兹堡大学医学院儿童精神病学助理教授赫伯特·尼德曼对11年前体内铅水平较高的儿童开展了回访研究，结果发现这些儿童没能高中毕业的概率增加了7倍。此外，这些孩子在班上的排名较低，旷课的情况更多，出现阅读障碍的可能性更高，同时词汇量较少、运动技能较差、反应时间较长、手眼协调也较差。

幸运的是，随着无铅汽油的发明，当今世界的铅问题大为缓解。至少到2007年为止，我们都是这么想的；那一年，厂商召回玩具数量达到新高，召回的原因大都是油漆当中铅含量超标，召回的产品包括费雪、托马斯小火车和芭比娃娃等著名品牌。希望经

1　软水是含可溶性钙和镁化合物比较少的水。

过这一次令人震惊的召回事件，未来针对儿童玩具的检查措施会更加严格，保护孩子不接触铅。

环境当中会有一定的铅，但就目前来说，铅最有可能源于老旧铅制管道输送的饮用水。铅中毒的症状有IQ低下、攻击性行为和头痛。

如何应对重金属

儿童大量摄入重金属会导致情绪波动剧烈、难以控制冲动、攻击性行为、难以长时间集中注意力、抑郁、情绪淡漠、睡眠模式受到干扰、记忆力受损和智力表现受损。如果孩子出现上述症状，建议您带孩子检测重金属。

毛发矿物质分析：重金属的多目标跟踪（MOT）

毛发矿物质分析是一种简单的方法，可以查明重金属和有毒矿物质有没有对您的孩子造成影响。只需要分析一小撮毛发，就可以有效筛查孩子体内存在的坏东西（镉、铝、汞、铅等）和好东西（镁、锌、铬、锰等）。做一次毛发矿物质分析大概需要50英镑（约为人民币450元），物超所值。

不过，假如检查发现孩子的有毒矿物质水平偏高，该怎么做呢？幸运的是，许多必需矿物质和重金属之间存在拮抗关系。换句话说，多吃必需矿物质可以排出有毒矿物质。所以做完毛发分析后，建议您拜访营养治疗师，获取逐步为孩子“解毒”的专属建议

（见“相关资源”）。

对抗重金属的食物

与此同时，如果需要的话，您也可以遵循本书给出的一般营养指南，为孩子解毒：保证孩子能从新鲜水果蔬菜当中获得大量抗氧化剂，从豆类、全谷物和蔬菜当中获得大量纤维素，同时让孩子多喝水。

还有几种食物可以让您家孩子保持“无毒状态”。大蒜、洋葱和鸡蛋含有富含硫的氨基酸（特别是甲硫氨酸和半胱氨酸），可以消除镉、汞和铅的毒性。苹果、胡萝卜和柑橘类水果含有的果胶也有助于清除重金属——又有理由每天吃一个苹果了！

让孩子远离化学品

仅在过去50年内，人类就往食物当中加入了3500余种新化学品，每年的添加量高达20余万吨，大概每个人就添加了4.5 kg。欧盟总共对395种添加剂下达了制裁令，其中包括71种增稠剂和乳化剂、64种色素、54种防腐剂、54种抗氧化剂、54种抗结剂和酸性调节剂、52种杂项物质、27种其他化学品和19种增味剂。普通人一年吃下的水果蔬菜上使用的杀虫剂和除草剂最多可达4.5 L。与此同时，还有3000种化学品已经进入了我们的家居生活。有一部分孩子，也许是我们所有人，都无法良好应对这场化学品的风暴。

许多化学品的绝对安全性尚且存疑。化学品行业要求提供单个化学品的部分安全性数据，但针对所有化学品（或任一化学品组合）对个人的影响而言，基本上没有任何数据。这些化学品大都可以归为抗营养物质，要么干扰人体吸收或利用必需营养物质的能力，要么促使人体丢失必需营养物质。

大量摄入抗营养的化学品会导致哮喘、湿疹、皮炎、情绪波动剧烈、易冲动、攻击性行为、难以长时间集中注意力、抑郁、情绪淡漠、睡眠失调、记忆力受损和智力受损。要亡羊补牢，或者避免出现上述症状，最好的办法就是尽可能不让孩子接触到这些化学品。

与色素添加剂的战斗

2004年，英国食品标准局（FSA）委托南安普敦大学的研究团队调查了多种添加剂和一种防腐剂对1873名3岁儿童行为的影响。研究结果显示，相比于饮食当中不含混合色素［日落黄（E110）、柠檬黄（E102）、偶氮玉红（E122）和丽春红（E124）］和防腐剂（苯甲酸钠）的孩子，饮食当中含有这些物质的孩子行为表现更差。有趣的是，无论孩子之前是否被诊断患有多动症，上述影响均成立。

FSA得到了结果，但没有采取行动。之后，FSA又委托开展了一项类似的研究，调查了153名3岁儿童和144名8～9岁的儿童，且研究对象均没有多动症。该研究检测的添加剂和防腐剂在上一研究的基础上加入了诱惑红（E129），结果与上一研究惊人地一致：所有孩子都出现了多动的表现。FSA表示，除非研究证明添加剂和防腐剂等物质“威胁人体健康”，否则自己并没有权力禁止使用这些物质。所以，如果家长希望让孩子远离添加剂，就得靠自己好好查看食品标签。

萨里大学的尼尔·沃德博士调查了孩子饮用含柠檬黄的饮料后对体内矿物质产生的影响。许多热销的软饮料都添加了柠檬黄，以此让饮料呈现黄橙色。沃德博士设置了两组外观和味道完全相同的饮料，一组含有柠檬黄，另一组则不含。结果发现，饮用含柠檬黄饮料的孩子尿液当中锌的排泄量上升，背后的原因可能是柠檬黄会与血液当中的锌结合，从而妨碍身体利用锌。

与许多其他研究一样，沃德博士的研究还发现所有摄入柠檬黄的孩子都出现了情绪和行为变化。参加研究的10个孩子当中，有4个出现严重反应，3个在摄入柠檬黄45分钟内即出现湿疹或哮喘。首批经证明属于抗营养物质的1000余种化学食品添加剂当中，就有柠檬黄的一席之地。

向食品当中加入化学品的首要原因是通过改变颜色来改善食品的外观，以及保存食品、使食品保持稳定。大多数添加剂是合成化学品，其中一些化学品对健康存在已知的负面效应。但更重要的是，我们不清楚摄入大量添加剂的长期后果，特别是针对大脑和身体尚处在发育阶段的儿童。因此，我们最好远离所有添加剂，但有一部分除外。

可以接受的添加剂

- 色素E101（维生素B_2）和E160（胡萝卜素、维生素A）
- 抗氧化剂E300～E304（维生素C）和E306～E309（生育酚类

物质，如维生素E）

- 乳化剂E322（卵磷脂）
- 稳定剂E375（烟酸）和E440（果胶）

不可接受的添加剂

下表列出了最不建议摄入的食品添加剂的最新信息。但要记住，这些添加剂不仅仅会在食物当中出现。许多为儿童设计的药物配方（如止咳糖浆）也含有色素。总的来说，目前对食品添加剂负面影响的研究尚且不足。食品生产商没有开展进一步研究的动机：只需要满足能让自己继续往食品当中加入添加剂的最低要求就可以了。

最应远离的20种添加剂

诱惑红（E129）

使用方法：小食、酱料、蜜饯、汤菜、酒类和苹果汁当中的色素。

需要了解的信息：如果孩子有哮喘、鼻炎（包括花粉症）或荨麻疹（一种过敏性皮疹），请远离该添加剂。

苋菜红（E123）

使用方法：果酱、果冻和蛋糕装饰物当中的色素。

需要了解的信息：如果孩子有哮喘、鼻炎、荨麻疹或其他过敏情况，请远离该添加剂。美国已经禁止使用该添加剂。

阿斯巴甜（E951）

使用方法：小食、糖果、点心和“减肥”食品当中的甜味剂。

需要了解的信息：最近的研究显示长期大量摄入阿斯巴甜会引起头痛、失明和癫痫发作。可能影响苯丙酮尿症（PKU）患者。

苯甲酸（E210）

使用方法：许多食品（包括饮料、低糖产品、麦片和肉制品）的防腐剂。

需要了解的信息：可以暂时抑制消化酶的功能，可能耗竭甘氨酸。如果孩子有哮喘、鼻炎、荨麻疹或其他过敏情况，请远离该添加剂。

亮黑BN（E151）

使用方法：饮料、酱料、小食和奶酪当中的色素。

需要了解的信息：如果孩子有哮喘、鼻炎、荨麻疹或其他过敏情况，请远离该添加剂。

丁基羟基茴香醚（BHA）（E320）

使用方法：防腐剂，特别常用于含脂肪的食品、糖果和肉制品。

需要了解的信息：国际癌症研究机构称BHA对人体很可能致癌。BHA也与亚硝酸盐发生反应，且已知该反应的产物会导致细胞DNA变化。

苯甲酸钙/苯甲酸钾（E213/E212）

使用方法：许多食品（包括饮料、低糖产品、麦片和肉制品）的防腐剂。

需要了解的信息：可以暂时抑制消化酶的功能，可能耗竭甘氨酸。如果孩子有哮喘、鼻炎或荨麻疹，请远离该添加剂。

亚硫酸钙（E226）

使用方法：许多食品（包括汉堡、饼干和冻蘑菇）的防腐剂。

需要了解的信息：亚硫酸盐可以让不新鲜的食材看上去仍然新鲜，所以美国禁止多种食品使用亚硫酸盐。亚硫酸盐可以造成气管问题，让皮肤发红，引起低血压、麻刺感和过敏性休克。国际劳工组织（ILO）称，如果您存在支气管哮喘、心血管问题、呼吸问题或者气肿，请远离亚硫酸盐。

谷氨酸单钠（MSG）（E621）

使用方法：增味剂。

需要了解的信息：对MSG敏感的人群会出现颅内压升高、面部紧绷、灼烧感、头痛、恶心、胸痛和癫痫发作。许多婴儿食品生产商已经不再往产品当中添加MSG。

丽春红（鲜红色）（E124）

使用方法：色素。

需要了解的信息：哮喘、鼻炎或荨麻疹患者摄入该色素后症状会加重。

苯甲酸钠（E211）

使用方法：防腐剂。

需要了解的信息：新证据表明苯甲酸钠会导致儿童多动，并可能促进氧化损伤。

硝酸钾（E249）

使用方法：腌肉和肉罐头的防腐剂。

需要了解的信息：硝酸钾可降低血液输送氧气的能力；可与其他物质结合，形成致癌的硝胺类物质；可能导致肾上腺萎缩。

对羟基苯甲酸丙酯、尼泊金丙酯、尼泊金酯（E216）

使用方法：麦片、小食、肝酱、肉制品和糖果的防腐剂。

需要了解的信息：经常有研究指出尼泊金酯类物质是慢性皮炎的诱因。

糖精（邻苯甲酰磺酰亚胺）及其钾盐、钠盐和钙盐（E954）

使用方法：减肥产品和不加糖产品的甜味剂。

需要了解的信息：国际癌症研究机构得出结论，认为糖精对人体很可能致癌。

焦亚硫酸钠（E223）

使用方法：广泛使用的防腐剂和抗氧化剂。

需要了解的信息：可能引发危及生命的哮喘——有一名女性食用沙拉后出现严重哮喘，而该沙拉采用含有E223的醋酱调味。

亚硫酸钠（E221）

使用方法：酒类和其他加工食品的防腐剂。

需要了解的信息：亚硫酸盐可引起哮喘发作。大多数哮喘患者都对食品中的亚硫酸盐敏感。

氯化亚锡（锡）（E512）

使用方法：罐装、瓶装食品和果汁的抗氧化剂和呈色剂。

需要了解的信息：有报道指出，饮用含锡量超过250 mg/L的果汁引起了急性毒性（恶心、呕吐、腹泻和头痛）。

二氧化硫（E220）

使用方法：防腐剂。

需要了解的信息：二氧化硫可与食品当中的多种物质发生反应，具体包括多种必需维生素、矿物质、酶和必需脂肪酸。亚硫酸盐最常见的不良反应是支气管问题，容易出现哮喘的人群表现更为明显。其他不良反应包括低血压、发红、麻刺感和过敏性休克。ILO称，结膜炎、支气管炎、支气管哮喘、心血管疾病和气肿患者应远离E220。

日落黄（SE110）

使用方法：色素。

需要了解的信息：动物研究显示，日落黄会造成生长延缓和体重大幅减轻。如果孩子有哮喘、鼻炎或荨麻疹，请远离该添加剂。

柠檬黄（E102）

使用方法：色素。

需要了解的信息：可导致约15%的一般人群出现过敏反应，可造成哮喘发作，可引起儿童多动障碍发作。哮喘、鼻炎或荨麻疹患者摄入该色素后症状会加重。

来源：《秘密配料》（*Secret Ingredients*），P. Cox和P. Brusseau著，Bantam出版社，1997年。已获得Peter Cox和Bantam出版社授权。

选择有机食品

水果蔬菜上有杀虫剂残留，人们普遍认可这一事实，同时也经常听到相关报道。同样地，由于相关研究较为稀缺，很难说某一种杀虫剂对孩子的健康会产生多大的影响，而要了解几种杀虫剂的混合物带来的影响，则完全不可能。

要避免摄入杀虫剂，最好的方法是尽一切可能为孩子提供有机食品。当然，鉴于土壤天然富含营养物质，有机食品当中促进健康的营养物质含量更高。人们常常认为有机食品比传统种植的食品贵，但某些有机食品的价格与传统种植的食品基本没有差异，所以请在预算范围内量力而行。另外，有机食品大多不存在揠苗助长的情况，含水量相对较低。举个例子，三根有机胡萝卜的胡萝卜素净含量和四根普通超市胡萝卜素相当，所以就算价格贵1/4，但实际上您最终吃掉的胡萝卜素是一样多的；这还不算所有额外的营养物质以及没有杀虫剂和除草剂残留的情况，让您花的钱物有所值。

不过，究竟是从地球另一头运过来的有机苹果好，还是运输距离较短、按传统方法种植的当地苹果好？这个问题并不好回答，但您要是购买当季的水果蔬菜，就更有可能买到本地生产的有机食品。就英国的情况而言，所谓“当季的水果蔬菜”可以是冬天买苹果和梨，夏天买黑莓和李子。另外，尽量购买整颗出售的生菜，不要购买“袋装”沙拉；整颗出售的生菜相对来说不太可能经过化学“保鲜”处理。

然而，有机不仅仅代表“不含杀虫剂”。有机肉类和鱼类必须遵守严格的规定，不仅涉及动物饲料，还涉及动物的饲养方式以及生长激素或抗生素的使用情况。因此，为购买有机肉类、蛋类、饲养的鱼类和乳制品，多掏一些钱也很值。

总　结

要让孩子不摄入抗营养物质，请注意以下几点。

- 给予孩子包含锌、硒和维生素C的多种维生素和矿物质补充剂，保护孩子不受有毒矿物质的侵害（更多信息见第二十五章）。
- 带孩子去找营养治疗师，让孩子做一次毛发矿物质分析（见“相关资源”）。
- 仔细阅读食品标签，远离含有化学食品添加剂的食品。
- 尽可能坚持食用天然的全食物；这一类食物理应不含添加剂，但建议您还是再看看标签。
- 选择有机食物，包括肉类、蛋类、奶类、鱼类以及水果蔬菜。
- 使用天然清洁产品，在家少用化学品，非必要情况下不使用房间和纤维“除臭剂”。

深入肠道

俗话说：“人如其食。”正如前面几章所讲，孩子就是利用吃下去的食物搭建起来的。事实上，这么说更准确：“人如其食、消化和吸收。”吃掉食物是一个方面，但营养物质究竟是如何进入人体，从而参与人体构建和修复过程的呢？这里就需要消化系统隆重登场了。

您可以把消化系统想象成一条长长的管道，从身体的一头（嘴巴）延伸到另一头（肛门），或者说从进食延伸到排便。消化系统的功能就是接收从嘴巴进入的食物，然后把食物分解成各个组成部分，也就是之前我们提到的营养物质——氨基酸、脂肪酸、单糖、维生素、矿物质，等等。

首先，嘴巴咀嚼食物，同时用含有酶的唾液快速搅动食物，将食物初步分解。所谓的酶是指一类天然化合物，可以将食物分解为

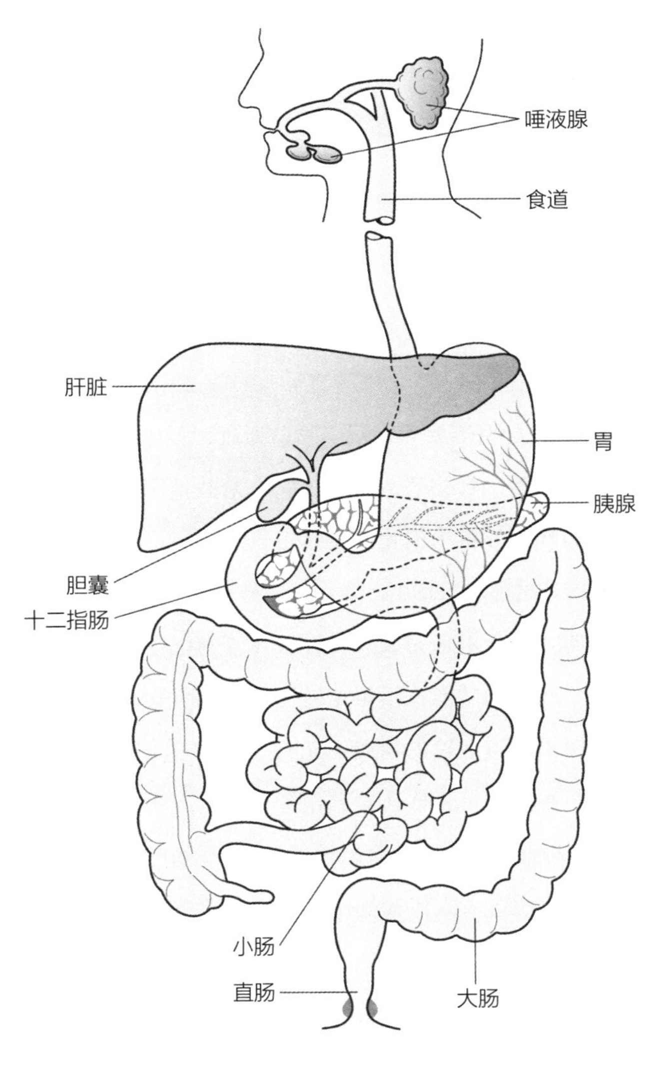

消化系统

较小的分子。

然后，食物进入胃，在更多的酶和胃酸作用下继续分解，得到一团像汤一样的均一物质。之后，这团物质进入小肠的第一部分，在这里受到更多的酶作用，进一步分解为最小的组成部分，也就是各类营养物质。在小肠第一部分与食物相互作用的酶来源于胰腺和胆囊分泌的“消化液”。

然后便是肠道吸收营养物质，使之进入人体的过程。“肠壁”是一张薄薄的膜，厚度仅为一个细胞直径（0.03 mm，或本书印刷用纸厚度的约1/3）。肠壁需要允许营养物质通过，但也是一扇屏障，防止未能完全分解的“食物残渣”通过。在某些情况下，肠壁的完整性可能受到破坏，导致未消化的食物进入人体，引起食物过敏或不耐受（更多信息见第十三章）。

肠道全长的大部分用来完成吸收过程。等到把食物里的好东西吸收干净之后，肠道的功能就不再是转运和消化食物，而是排出废物。其实，此时沿肠道运输的物质不光有“食物残渣”（如食物当中无法消化的纤维素）。人体还会利用肠道转运废物，将其他身体活动产生的废物排入肠道，随后排出体外。

除开让营养物质进入人体和排出废物这两项重要任务，肠道还有一个非常关键的功能：它是免疫系统的重要组成部分。事实上，儿童免疫系统有七八成都位于肠道。免疫系统是身体的防御系统，攻击外来入侵者，尽全力让我们免受疾病困扰。肠道经常接收大量外来物体（食物），这些物体充满遍布空气的细菌、病毒和真菌，所以肠道里的免疫系统尤为重要。在皮肤以及人体诸多防御机制的共同作用下，我们防住了这些外来坏东西的侵袭。举例来说，我们的鼻腔和口腔含有多种分泌物和毛发，同时我们也会咳嗽，会擤鼻涕，这些都是针对外界入侵的防御机制。肠道当中的环境非常特殊，可以保护我们免受持续不断的外来入侵造成的危害，而这种特殊环境的关键在于肠道菌群。人类肠道自带10^{14}（一百万亿）个活菌，数量是人体细胞总数的10～100倍，并且细菌种类达到2000余种之多！

之前我们讲过，对于应对和防御外来入侵而言，肠道免疫系统相当重要。但是，肠道免疫系统还有一项更加重要的免疫功能，那就是绝不能在非必要时做出反应。免疫系统必须能够分辨敌友。举例来说，敌是有害的病毒或细菌，而友是孩子的食物。这种“不做出反应”的情况就叫作“耐受”；鉴于肠壁是一张黏膜，更准确的说法应该是“黏膜耐受”。黏膜耐受是当今免疫学研究的一大热点，而分泌型IgA（SIgA）是黏膜耐受过程的重要组成部分。SIgA是一种频繁与免疫系统交换信息的抗体，负责告知免疫系统正在通过的分子是食物，一切正常。如果没有SIgA的经常提醒，免疫系统便会如惊弓之鸟，对一切经过的分子发动攻击。

所以要怎么判断孩子的肠道运作是否正常，是否在往身体里输送营养物质，是否在排出废物，免疫功能又是否正常？运作良好的消化系统应该没有任何症状，每天应该排出1～3次棕黄色大便，且大便形态良好、硬度较软，气味不会过于难闻。

消化检查

您可以回答下列问题，检查孩子的消化系统：

您家孩子是否……

☐ 每天大便少于一次？

☐ 排出大便较为费力？

☐ 大便非常难闻？

☐ 经常放屁，或屁很臭？

☐ 经常“肚子痛”或者消化不良？

☐ 经常腹泻或拉稀？

☐ 存在与免疫相关的健康问题，如经常发生感染？

☐ 存在炎症性健康问题，如湿疹或哮喘？

☐ 每5年期间有过接受2次及以上抗生素的情况？

☐ 有大肚子，或者眼睛或脸部浮肿？

如果上述问题当中您有五个及以上回答“是”，那么您家孩子的消化系统可能没有正常运作。

好消化始于咀嚼

好消化从嘴巴开始，彻底咀嚼食物非常重要。咀嚼不仅从物理上将食物切碎成小块，还能保证唾液及唾液当中的消化酶可以与食物充分混合，进而启动食物的化学消化过程。如果吃饭时间很赶，或者边走边吃，就很容易形成不良的咀嚼习惯。请试着从头培养孩子良好的咀嚼习惯，首先要自己做表率。您可以要求孩子每口饭咀嚼30次，或让孩子用舌头感觉到食物的质地之后再吞下食物。不应该大块大块地吃。如果早上您家实在没时间细嚼慢咽，比起一大块什锦麦片，来一碗不怎么需要咀嚼的、搭配种子末和刀削苹果的粥会好些。

胃部的消化有赖于生成足量的胃酸和胃蛋白酶。与身体内所有的物质一样，生成胃酸和胃蛋白酶需要营养物质。锌对胃酸合成非常重要，儿童需要大量锌；锌是儿童生长所需的矿物质，同时儿童饮食当中也常常缺锌。要想得到胃酸，对进食的期待也相当重要。大快朵颐之前先深呼吸几次，可以有效改善消化。胃酸过少会造成食物在胃内的停留时间过长，引起消化不良和胃酸反流。这种状况与胃酸过多的症状相似，二者可能混淆。拿抗酸药之前，不如先让孩子吃饭时细嚼慢咽，饭前先深呼吸几次；如有必要的话，吃饭期间也可以稍稍暂停，做几次深呼吸再继续吃。

菌群平衡

之前已经说过，良好的肠道菌群平衡对健康消化至关重要。长久以来，人们一直认为新生儿的肠道完全无菌，但越来越多的证据表明事实可能并非如此。然而，孩子经过产道出生时、第一口呼吸时、被人抱起时，在孩子肠道安家的细菌便从孩子周围的空气和拥抱孩子的人的皮肤和衣服上进入肠道。细菌首次进入肠道的过程明显是随机的，然后这些细菌会逐步转变为专属于这个孩子的菌群。这些细菌靠孩子吃下的食物和肠壁不时脱落的细胞存活（肠壁大约每4天更新一次）。

如果孩子服用抗生素，那么抗生素会无差别杀灭肠道内的细菌，破坏肠道菌群的脆弱平衡，结果只有对抗生素耐药的细菌能存活下来继续繁衍，由此彻底改变了“种菌”。现在开抗生素药物的情况明显减少，抗生素药物只应在明确了细菌感染的情况下开具。不过，假如孩子一定要吃抗生素，之后应该再吃一些益生菌（好细菌的补充剂）。好的益生菌应向肠道补充乳杆菌和双歧杆菌。不要购买广告上常见的益生菌迷你饮料，这些饮料大都含糖量较高，并且价值不高。天然酸奶是一部分乳杆菌的良好来源，可以对消化道产生正面影响。不过，和优良的益生菌不同，酸奶里的乳杆菌不会在肠道当中停留，所以常喝酸奶才能受益。布拉氏酵母菌也是一种有用的补充剂，不过它是酵母菌，严格意义上讲不能算益生菌。布拉氏酵母菌可以刺激肠道合成SIgA，而SIgA可以使肠道拥有耐受能力，同时使肠道环境更适合益生菌生存，便于其定居。人体对布拉氏酵母菌普遍耐受良好，即使存在酵母菌不耐受的人也不例外。不过，考虑到布拉氏酵母菌能使敏感人群的湿疹加重，建议逐步提高使用剂量。

上佳的纤维素

孩子的消化系统健康与否，食物质量也很重要。和所有身体系统一样，消化系统也需要经常补给营养物质，供其生长和修复。纤维素无法消化，虽然严格意义上讲不属于营养物质，但孩子的饮食当中需要大量纤维素，具体原因有四。其一，肠道菌群需要利用纤维素发酵，为自身生产养分。其二，肠道菌群利用纤维素的发酵过程可以为宿主提供营养物质（如B族维生素和维生素K）。其三，要让食物在肠道当中移动顺畅，纤维素必不可少；肠道通过肠蠕动的方式将食物沿肠道运输，缺乏纤维素会导致肠道无法挤压内部物质，进而无法发生肠蠕动。其四，纤维素拥有和海绵类似的性质，可以储存水分，从而软化大便，使大便容易排出。蔬菜、豆类和燕麦当中充足的纤维素不仅可以减轻便秘，还对容易拉稀的孩子有益。洋车前子壳和亚麻籽粉等纤维素补充剂用大量水伴服，可以增加大便重量和体积，有利于排出的同时又不会造成太大的刺激。对许多孩子而言，麦麸纤维的刺激性太强。

大量摄入水分也可以帮助肠道正常运作，这一点不足为奇。之前我们提到过，离开胃的食物就是一团像汤一样的均一物质。随着这团食物在消化道当中不断前进，人体会逐步吸收食物当中的水分。如果食物缺乏水分，肠道末端形成的大便移动就会越来越困难，最终导致便秘。孩子有过排出坚硬大便的痛苦经历之后，可能会对排便本身产生厌恶心理。这种“不遵从天命”的情况会让问题越来越糟：大便在结肠停留的时间越长，就会越干、越硬。

好消化对孩子的健康非常关键

遵循上述建议，把孩子的消化调整到最佳。但假如孩子依然经常便秘、腹泻、腹胀或肚子痛，请带孩子看医生，向有合适资格的营养治疗师求助。不要听信他人说："就是小孩拉拉肚子，长大了就没事了。"肠道健康是孩子长期总体健康的基础。根据我们多年的经验，小时候就有消化系统症状的孩子长大乃至成人后都会长期受到耳、鼻、喉感染和免疫力低下的困扰。

总 结

要让孩子的消化系统运作良好，请注意以下几点。

- 选择纤维素含量丰富的全食物饮食，让孩子体内的有益菌获得充足的营养，同时远离精制食品。
- 鼓励细嚼慢咽，吃饭时尽量不要吃得太快。
- 除非非用不可，否则不要使用抗生素。如果孩子经常出现反复感染，请有针对性地处理感染源（更多信息见第十四章）。
- 应让孩子摄入优质益生菌和布拉氏酵母菌，以此恢复肠道的菌群平衡。抗生素治疗结束后尤其应该这么做（详见产品和补充剂目录）。

第二篇

让孩子从头领先

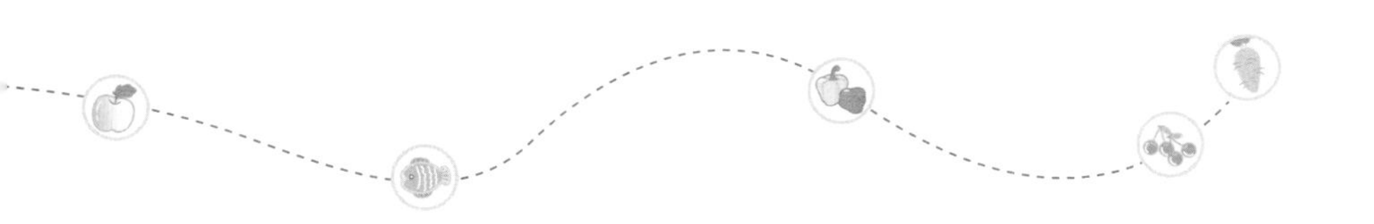

读到这里您应该知道，正确的食物可以让孩子更健康。此外，食物还能直接影响孩子的想法和感受，因为孩子的大脑（以及您的大脑）都是食物做成的。研究证明，吃最好的食物可以提高IQ、改善情绪和行为、让记忆力更敏锐、增强专注力，并且提高阅读和书写技能。

第八章

投喂孩子的大脑

您的孩子思维敏锐吗？记忆力好不好？能不能连续1小时集中精神、保持警觉？情绪稳不稳定？睡得好不好？是不是很快睡着？醒来后有没有活蹦乱跳、盼望出门？还是说经常觉得累，很难集中注意力，常常反应过度，或者很容易生气？

读到这里，您已经基本了解孩子获取最佳营养所需的营养物质，是时候关注孩子的智力了。您之后会在本书当中看到，许多研究表明，只需要变一下孩子碗里、盘子里和午餐饭盒里装的东西，有关孩子智力的各个方面——孩子的智商、注意力循环、专注力、解决问题的能力、情感反应、情绪和身体协调性——都可以得到改善。

大脑的食粮

2005年，我们成立了慈善组织“大脑的食粮”（Food for the Brains），目的是推广营养和精神健康之间的关联。这个组织调查了1万余名英国儿童，将饮食状况与儿童的学习成绩、行为和健康相互对比。参加该调查的儿童各个年龄段都有，其中3/4在6～15岁之间。该调查是英国有史以来最大规模的相关领域的调查，发现超过1/3的儿童存在行为问题和学习成绩不佳的情况，并且饮食习惯不良、行为不良和成绩不佳之间存在强相关性。然后，调查发现许多关键的食物对行为和学习成绩都有巨大的好处。

该调查的主要发现有：

- 饮食当中油炸食品、外卖或热油处理食品占比较高的儿童行为不良的可能性高3倍。
- 食用蔬菜、含油鱼类、坚果和种子的儿童在校表现最好。
- 与食用最差饮食的孩子相比，食用最佳饮食的孩子学习成绩好11%。
- 水果蔬菜最有益于行为表现。吃水果蔬菜最多的孩子行为表现良好的可能性高两倍。
- 油炸食品、外卖食品、加工食品、即食餐和糖是最有害的食品。
- 大多数时候食用上述垃圾食品的儿童当中，有44%存在行为不良问题。相比之下，从来不吃油炸食品或外卖的孩子当中，只有16%

存在这一问题。

- 与完全不吃坚果和种子的儿童相比，每天摄入坚果和种子的儿童学习成绩好两倍。

- 深色绿叶蔬菜、含油鱼类和水最有益于提高学习成绩，而加工食品和即食餐最不利于提高学习成绩。

该调查的结果于2007年9月发表，您可访问www.foodforthebrain.org获取相关内容。“大脑的食粮”网站为家长和学校提供各种有用信息，您也可以完成调查问卷，判断孩子可以吃哪些更有益于大脑的食物。

我们给您的实际建议都是基于严谨的科学研究得到的。我们过去20年和数以百计的孩子共事过，这段经历使我们对得到的结论更有信心。有些孩子有残疾，有些行为问题非常严重，但是一旦找到并满足了他们独有的最佳营养需求，这些孩子都变好了。

“大脑的食粮”下属一家诊所，名叫“大脑生物中心”（Brain Bio Centre）。在这家诊所，我们每天都会见到学习困难、发育困难和适应困难的孩子。作为专注于儿童生长发育的营养治疗师，我们的任务不光是找到问题所在（可能是食物过敏、对化学品敏感或者营养物质缺乏），还要告诉家长怎么做孩子喜欢的优质食品，怎么让孩子逐步戒糖，以及怎么往每天的食谱里添加各种健康食品（详见第四篇）。

我们不仅在大脑生物中心与孩子和家长一对一交流，还通过“大脑的食粮”校园计划在小学、中学和特殊教育学校检测我们的理论。结果，孩子的学习和行为状况都有了惊人的提升。

我们的工作对象大都是诊断出ADHD、自闭症、阿斯佩格综合征、抑郁症乃至精神病的儿童和青年。患有以上病症的孩子通常接受处方药或专业的心理支持治疗。我们相信，要帮助这些孩子发现（或者说重新获得）全部的潜力，最佳营养是不可或缺的。

针对最佳营养益处的相关研究

- 慈善组织“自然正义”（Natural Justice）主任伯纳德·盖施向全英国罪行最为恶劣的少年犯提供维生素、矿物质和必需脂肪酸补充剂以及安慰剂，结果发现服用补充剂的少年犯攻击性行为大幅降低35%，而安慰剂组则没有降低。目前正在进行一项与之类似的研究。

- 牛津大学亚历克斯·理查德森博士开展了一项随机对照试验，共纳入117名有协调问题的5～12岁儿童。3个月后，相比于没有服用补充剂的儿童，服用欧米伽3和欧米伽6必需脂肪酸补充剂的儿童在阅读、拼读和行为上都有显著改善。

- 瑞典厄勒布鲁大学（Orebro University）的研究人员比较了692名9～15岁儿童10项核心科目的学习成绩与同型半胱氨酸水平之间的关系（同型半胱氨酸可以反映B族维生素的缺乏情况），结果发现较高的同型半胱氨酸水平与较差的学习成绩之间相关性很强。

- 伦敦儿童健康研究所（Institute of Child Health in London）的研究人员让78名多动儿童摄入“少食”餐，该餐既不含化学添加剂，也不含常见的食品过敏原。这项开放性试验发现有59名儿童（76%）出现了行为改善。为研究食品能否在儿童对是否摄入食品毫不知情的情况下影响儿童的行为，研究人员将引起19名儿童出现反应的食品和添加剂做了一定的伪装。儿童摄入伪装完毕的不利食品后，行为评分和心理测试表现均有所下降。

上述研究发现，只需简单改变一下营养，年轻人就能受到极大的影响。那么，不论您的孩子有没有自闭症之类的行为问题，或者您觉得孩子“还不错”，最佳营养是不是都很可能帮助您的孩子发挥出全部潜力？只要遵循本书的指南要求，您就会发现孩子的学习和行为表现慢慢地发生改善。其原因就是孩子吃什么的确可以改变孩子的思维、感受和行为，接下来我们会告诉您具体是如何改变的。

改变孩子吃的东西之后，您将会领先学校的老师、卫生专业人员和其他正在领导食品意识革命的家长。政府正在逐步意识到新研究带来的启示，但尚未全面认可营养对学习和行为的深远影响。举例来说，英国去年专门花费了2.4亿余英镑，为在校存在学习或行为问题的儿童提供心理干预措施。那么，有多少钱花在提供本书所述的有效营养干预上？一分都没有。

食物如何构造大脑

掣肘人类科学的一大概念便是将身体和思维分割开来。思维从哪里开始，身体又到哪里结束？把这个问题抛给解剖学家、心理学家和生物化学家吧。这个问题本身很愚蠢，但现代科学将心理学和医学分割开来，便造成了下面的情况：心理学家基本上不了解脑部的化学知识，也不了解营养的重要性；医生对影响孩子生长发育的心理学和营养因素也不够了解。

然而，这种错误的划分不仅影响科学家，还影响我们所有人。把孩子养得健康、养得强壮毫无疑问是您的第二天性，但假如孩子很难集中注意力、行为表现不佳或者识字有困难，您会不会想到孩子的营养可能不太够？如果您想不到这一点，那么就一定要清楚：上面提到的表现和行为都是一堆互相连接的脑细胞网络控制的，而且每一个脑细胞都高度依赖孩子吃的东西。

有许多孩子很难打起精神，总是觉得累，专注力跟不上，行为不稳定，感到焦虑、紧张、抑郁，还有睡眠问题。许多孩子有精神健康问题，包括注意力缺陷障碍、自闭症、多动和阅读障碍。也有许多孩子在校和在家没有发挥出全部潜力，原因在于他们的感受让他们难以专注、难以学习。事实上，全球范围内精神健康问题的发生率已有显著上升，且这种情况在年轻人当中尤甚。

理解孩子大脑的运作方式后，您就可以避免上述问题，让孩子更顺利地度过关键成长期。您会清晰地认识到每天（最好从怀孕开始）让孩子摄入特定的营养物质会对孩子的思维和感受、此时此刻的行为表现以及生长发育产生深远的影响。

大脑——人之所以为人

我们要从怀孕、而不是出生开始说起，一直说到怀孕结束、孩子出生。针对怀孕过程开展的研究指出，和动物（如犀牛）不同，人类的生长发育很大程度上集中于大脑的发育。人之所以为人，不是因为体力，而是因为人有大脑。

犀牛的体重可达一吨，但大脑只有35 g重。新生儿大概重4千克，但大脑质量约有450 g。按与体重的比例来算，人类宝宝的大脑比犀牛大300多倍，所以大小确实很重要；但大小不是唯一重要的因素。胎儿出生前，从母体吸收的营养当中有一半都直接供应大脑发育。

这项任务可不轻松。尽管出生时的质量只有450 g，但孩子的大脑消耗，同时也需要大量蛋白质、碳水化合物、维生素、矿物质和必需脂肪酸等营养物质。脂肪的需求和消耗量特别大，毕竟大脑基本上就是脂肪做的。事实上，要是把大脑的水分抽干，剩下的物质当中脂肪可以占到60%。

4种脂肪酸（AA、DHA、EPA、DGLA；详见后文）占到了大脑的20%，所以任何时间点缺乏这些脂肪都会对智力和行为造成不利影响，并且在胚胎时期和早期生长发育时缺乏这些脂肪的不利后果尤为严重。

这些脂肪酸对正在生长发育的胎儿非常重要，甚至胎儿可能会从妈妈的大脑里抢走一部分，来构成自己的大脑。这就是所谓“一孕傻三年”的来源，而且如果孕妇的饮食缺乏这些必需脂肪酸，孕妇的大脑真的会萎缩！

为保证孩子发挥全部的潜力，关键在于大脑发育的各个阶段期间都为孩子提供最佳营养。新生儿出生时脐带当中必需脂肪酸的含量与孩子8岁时思维的速度相关。到孩子8岁时，同型半胱氨酸的血液水平（孩子B族维生素状态的最佳指标）会与在校学习成绩相关。

如果十几岁的孩子每天的锌摄入量达到推荐膳食供给量（RDA）的两倍，就可以极大地提高注意力和专注力。研究表明，无论年龄大小，摄入糖分和被破坏的脂肪等抗营养物质都会对学习和行为产生不利影响。要是您觉得这些事实难以置信，您可能还不太了解人类大脑的灵活性和可变性究竟有多大。接下来我们就先来看看这个问题，理解背后的原因。

联合起来的思维

胎儿生长期间每分钟会形成数以千计的脑细胞，也就是所谓的神经元。一个2岁的孩子大脑拥有将近1000亿个神经元，基本和亚马孙雨林里的树一样多！和雨林当中树木枝条相互交错的情况类似，神经元之间相互连接，所以我们说大脑本质上就是这些拥有特定功能的神经细胞构成的网络，每一个神经元都与其他神经元相互连接。

孩子2岁后神经元的数量就不再继续上升了；但是，神经元之间的接点数量还会继续上升，并且上升速度惊人。孩子出生时，大脑皮层（大脑的灰质和最外层）当中的每一个神经元可以和大约2500个神经元建立链接。孩子两三岁时，单个神经元能建立的链接数量可以达到15000个。这些链接可以传导思维的电脉冲，对记忆力、认知和学习至关重要，并且每一个儿童都是学习大师，每分每秒都在构建新的硬链接。

举个例子，学习语言的时候，小孩子会一遍又一遍地重复单

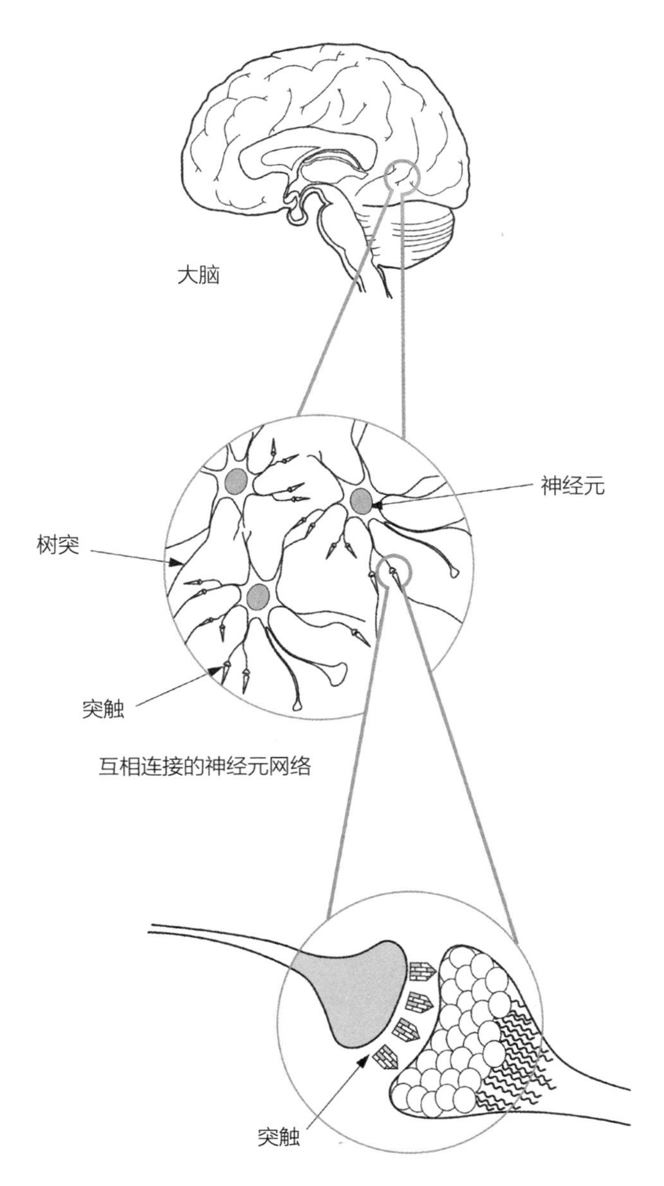

互相连接的神经元网络

突触是两个神经细胞接触的地方

词，为眼睛看到的图像和嘴巴发出的声音建立硬链接，同时您给予的正面反馈会加强这种硬链接。孩子产生的每一个想法都会在神经元网络当中形成一道“波纹”。无论是说话还是行动，反复思考和反复行动都可以加强神经元之间的通路。与此同时，多余的链接会逐渐解除。和身体的其余器官不同，大脑一直都在重新构建自身。

我们再来仔细瞧瞧神经元之间的链接。神经元的枝丫又叫“树突”，两根树突互相接触时中间会有一条缝隙，就跟火花塞中间的点火缝差不多。这条缝隙叫“突触”，信息在神经元之间传递时就要经过突触。

信息从发送地发出，由接收地接收，我们把这里的接收地叫作“受体”。那么发送地和接收地的合成原料是什么呢？鱼类和种子含有的必需脂肪酸、蛋类和有机肉类含有的磷脂以及氨基酸（蛋白质的原材料）。

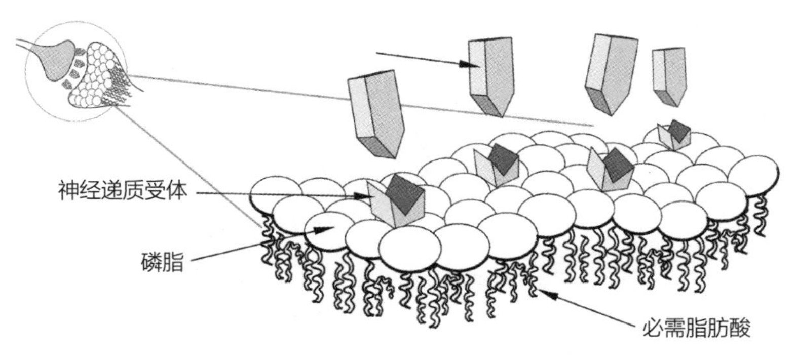

受体的放大图

信息本身就是所谓的“神经递质”，大多数情况下是氨基酸构成的。不同的氨基酸合成的神经递质也不同。举例来说，让您开心的神经递质5-羟色胺是色氨酸合成的，让您动力十足的肾上腺素和多巴胺则是苯丙氨酸合成的。

把氨基酸转化为神经递质的过程可不轻松。这个任务由大脑当中的酶负责，而这些酶又依赖于维生素、矿物质和特殊的氨基酸；与此同时，这些维生素和矿物质还控制能量（血糖）的稳定供应，让每一个神经元能正常工作。

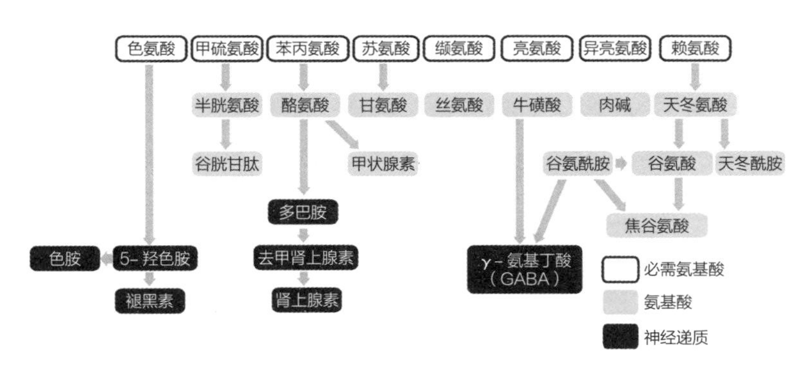

神经递质是由氨基酸合成的

说到这里，您应该了解孩子吃下去的食物不仅可以构造他们的身体。食物构造孩子大脑的结构，构造神经元和神经元之间互相传递的信息，所以食物很大程度上决定了孩子的思维和感受。

孩子大脑的基本结构是遗传决定的。但您给孩子吃的东西，以及孩子实际学习的东西，可以共同协助大脑结构生长发育，从而让孩子的智力得到成长，使其可以学习、适应并拥有幸福美满的一生。虽然我们没办法改变基因，但我们可以改变孩子的营养情况和学习资源。所以作为家长，您最大的任务就是确保孩子拥有最佳营养，同时激发孩子内在的学习能力。

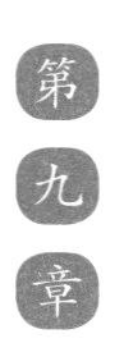

快速思考、提高智商

首先，基因使我们每个人各不相同，您的孩子也会继承到他们独有的强项和弱项。不过，基因并没有您想象的那么重要，而且也只不过是影响孩子成长的一部分因素。基因就是一小团DNA，每个细胞都有，负责指导利用食物里的氨基酸合成蛋白质的过程。也就是说，我们继承得到的合成特定蛋白质的能力会有细微差别，而这种差别不仅会影响我们的外表，还会影响我们的思维，毕竟酶是蛋白质合成的，对思维和感受至关重要的神经递质又是靠酶合成的。既然蛋白质、酶和神经递质都是营养物质合成的，食物直接影响大脑也就不足为奇了。

多面的智慧

我们在第三章提到过3种智慧：智力智慧、情绪智慧和身体智慧。我们都很了解智力智慧，它和孩子的学习能力、记忆能力、解决问题能力、横向思维能力、专注力等能力有关。关于情绪智慧，我们可以把它定义成“察觉自己和他人的情绪并做出正确反应，将情绪导向某一目标，产生有共鸣的回应，以及维持健康人际关系的能力”。对其他孩子的感受敏感，说话好听，事情不顺心的时候反应不过激，可以用语言表达自己的感受，这些都是孩子情绪智慧的表现。身体智慧包括身体的总体健康状况、平衡性、敏捷性、协调性、预期状况、反应时间、力量以及灵活性。不会每天撞到东西、弄伤自己，学会一项身体技能，都是身体智慧的范例。

这3种智慧都有大脑的参与，但关于智慧的心理学和社会学理论却常常忽略这一项基本事实。简单来说，要是孩子的大脑运转不畅，孩子就没办法好好思考、好好感受。不论在我们身边还是整个世界，大多数人类制造的问题源于不清晰的思维以及随后不恰当的情绪反应。再换个角度说，不论您心中“有远见卓识的”人究竟是谁——佛陀、基督、甘地、爱因斯坦或爱迪生——您都很有可能把他们的“远见卓识”定义为思维清晰、回应慎重的能力。

不过，这种品质是天生的，还是后天学成的？它们会不会依赖于营养状况？虽然智慧很明显有遗传的一方面，但接下来我们要告诉您，最佳营养可以为孩子的大脑提供营养，从而促进智慧的全方位发展。

如果听说不管孩子多大，都可以提高孩子的智商（IQ），您或许会吃惊的。有些人说真实的“智慧”是天生的，但事实是做出聪明决定的能力并不仅仅取决于这一方面的智慧，还取决于思维的清晰程度、速度、注意力、保持专注的时间以及记忆力，而这些都可以通过最佳营养来改善。

案例记录　蕾切尔（12岁）

4岁时，医生诊断蕾切尔存在总体发育迟缓。她到大脑生物中心就诊时IQ只有45。我们评估了她的营养状况，发现她缺乏多种关键的大脑营养物质（如锌、镁和B族维生素）。她吃的东西完全不含她需要的营养物质。我们让她多吃新鲜制作的食物，服用大剂量多种维生素和矿物质补充剂，再补一些鱼油。改善饮食过后10个月，她的IQ就提高了25。

蕾切尔表现出的改善并不令人吃惊。之前我们提到过含有复杂神经元网络的大脑是如何从食物构建而来的，而思考就是该网络内部的一种活动模式。神经递质是传递想法的信使，而神经递质既是从食物合成得到的，又直接受到食物的影响。学习其实是变更大脑链接方式的过程，而思考则能改变神经递质的活动状况。

在很大程度上，我们和孩子一同构造我们思考的方式。因此，在1986年，我们开展了一项研究，探讨为孩子提供最佳的大脑和神经系统营养究竟能否改善智力表现。

聪明是喂出来的

早在20世纪60年代早期，便有人提出了IQ和营养有关的证据。智力表现通常用IQ测量。普通人的IQ在100上下，大约有5%的孩子IQ超过125，又有不到10%的孩子IQ低于80——人们认为这些IQ低于80的孩子需要特殊教育。1960年，美国的阿尔伯特·库巴拉博士团队发现高水平维生素C与IQ提升有关。库巴拉博士将351名学生按血液维生素C水平高低分为高维生素C和低维生素C两组，然后测量了学生的IQ，结果发现高维生素C组平均IQ为113，低维生素C组则为109，前者比后者平均高4.5。

1981年，另一名研究人员考察了多种维生素对有学习困难的孩子产生的影响。鲁斯·哈雷尔博士听说有些唐氏综合征患儿服用多种维生素后IQ大幅上升，便开展了一项试验，给予22名有学习困难的孩子安慰剂或大剂量复合维生素和矿物质补充剂。4个月后，服用补充剂的孩子IQ提高了5～10，而服用安慰剂的孩子没有变化。然后，研究人员给予所有孩子补充剂；又过了4个月，所有孩子的平均IQ提高幅度为10.2。

还是在20世纪80年代早期，研究人员决定检验让孩子以最佳的方式摄入维生素和矿物质后对智力的影响。格威林·罗伯茨在最佳营养学会担任教师和营养治疗师，大卫·本顿是斯旺西大学（Swansea University）的心理学家，二人共同开展了一项试验，让60名儿童服用特殊的复合维生素和矿物质补充剂，使其以最佳的方式摄入关键营养物质。不过，这些儿童当中有半数在不知情的情况下服用了安慰剂。

服用补充剂8个月后，补充剂组儿童的非语言IQ提高了10分以上！不过，安慰剂组儿童没有发生变化。1988年，这项研究在《柳叶刀》杂志上发表，后来又经多项其他研究反复证实。大多数其他研究采用营养物质的推荐膳食供给量（RDA）值，且这些值比笔者开展的原始研究当中的值低得多，但结果仍显示IQ平均提高了4.5。

这项IQ研究从此名扬四海，并激发了十余项类似的研究，进一步检验其观点。史蒂芬·薛沙勒教授、约翰·尤德金教授、世界知名心理学家汉斯·艾森克和莱纳斯·鲍林教授共同开展了之后的一项大型研究，共纳入了615名儿童，并给予这些儿童RDA值明显偏低的营养物质，结果再次显示单靠加入维生素和矿物质补充剂3个月就能让IQ最多提高20，平均提高至少4.5。

在现实生活中，IQ提高4.5就可以让数千名学习低能的孩子得到重新分类，返回主流学校体系。更全面的营养计划甚至可以把IQ在40～50的孩子恢复到正常水平。但并非只有这个区间的孩子才能获益，IQ较高的孩子也有所提高。

先前试验的结果已重复出现了十几次，并且13个设计良好的试验当中，有10个得到了这些结果有效的结论。大多数研究表明营养程度最差的孩子获益最大，但最近的两项研究（一项在澳大利亚、一项在印度尼西亚）发现营养良好的孩子补充维生素和矿物质后也可以提高学习能力和记忆力。

阿伯丁大学（Aberdeen University）精神卫生系最近开展的一项研究表明服用补充剂可使服用者之后的人生获得更高的IQ，也就是说让孩子服用补充剂带来的一致正面效应很可能持续一生。这项研究还特别强调了摄入足量欧米伽3脂肪酸和思维敏锐之间的相关性。

营养物质提高IQ的途径

营养物质究竟是怎样提高IQ的呢？雷丁大学（Reading University）心理学系的温蒂·斯诺登就研究了这个问题，并给予儿童补充剂或安慰剂。10周后，补充剂组儿童的非语言IQ出现显著提升，但语言IQ则没有提升。进一步分析儿童的IQ测试表现后，发现各组儿童的出错比例相同，但服用10周补充剂的儿童答题更快更多。所有儿童都完成了所有语言IQ测试问题，答题速率没有进一步提升的空间。

这些结果表明，维生素和矿物质补充剂可以有效加快大脑处理信息的速度，而这种速度很明显是智力的一大要素。维生素和矿物质似乎可以加速孩子的思考，让孩子集中注意力的时间更久；关于这一点，我们会在下一章详细探讨。

加速的食物

有一部分维生素、矿物质和脂肪酸对加快大脑速度特别有益，接下来我们就来看看它们。

维生素和矿物质——大脑的变速箱

要说什么东西能加快认知速度，您有充分的理由去“想到锌”[1]。最近有一项试验调查了美国北达科他州209名10～11岁儿童，结果显示锌补充剂对加快思考速度有明显益处。参加该试验的儿童会获得果汁饮料，饮料当中含有10 mg锌、20 mg锌或者完全不含锌。该年龄段儿童的锌RDA值为10 mg，所以这些儿童获取的锌很有可能已经接近10 mg了。

该研究开始时和临将结束前，参加该研究的儿童都要完成一系列测量精神能力的测试，测量内容包括注意力、记忆力、解决问题能力和手眼协调能力，具体形式包括以最快的频率多次按下键盘上的某一个键、用鼠标跟踪屏幕上移动的物体、在一组物体当中找到两个一样的、学习和记忆一串单词或简单的几何图形、给物体分类，等等。

与没有额外摄入锌的儿童相比，每天额外摄入20 mg锌的儿童花在视觉记忆力测试上的反应时间降低12%，单词认知测试的正确答案数量提高9%，需要维持注意力和警觉性的测试得分高6%，而对每天额外摄入10 mg锌的儿童而言，这三个比例分别仅为6%、3%和1%。

上面的研究表明，RDA水平的营养物质，即孩子不得营养物质缺乏症（如缺乏维生素C造成的坏血病）所需的营养物质量，远不足以为孩子大脑提供最佳营养。其他在大于RDA值的水平下可以提高

1　原文为 Think Zinc，是 1975 年发布的一首流行歌曲。

IQ的营养物质有维生素B_1、维生素B_6、维生素B_{12}和叶酸。一项青少年研究显示每天摄入50 mg维生素B_1可以加速思考——但维生素B_1的RDA只有1.4 mg！

所以究竟要多少才算够？RDA反映了对孩子加速思维需要多少重要维生素和矿物质的知识需求。有些顽固的膳食专家仍然死守教条，称孩子“可以从良好平衡的膳食当中获得需要的全部营养物质”。我们全心全意地鼓励您给孩子吃良好平衡的膳食（见第一篇），但本书包含的许多研究都表明超过基本RDA水平的营养物质可以提高智力。此外，我们在20世纪80年代中叶开展的原始研究给予孩子的维生素和矿物质水平最高，得到的IQ提升幅度也最大。

在假设您尽量保证孩子获得最佳饮食的情况下，我们建议您给孩子每天补充的维生素和矿物质水平见下表。

理想的每日补充计划：必需维生素和矿物质

年龄（岁）	<1	1~2	3~4	5~6	7~8	9~11	12~13
维生素							
A（视黄醇）（mcg）	500	650	800	1000	1500	2000	2500
D（mcg）	3	4	5	7	9	11	12
E（mg）	13	16	20	23	30	40	50
C（mg）	100	150	300	400	500	600	700
B_1（硫胺素）（mg）	5	6	8	12	16	20	24
B_2（核黄素）（mg）	5	6	8	12	16	20	24
B_3（烟酸）（mg）	7	12	16	18	20	22	24

续表

年龄（岁）	< 1	1~2	3~4	5~6	7~8	9~11	12~13
B_5（泛酸）（mg）	10	15	20	25	30	35	40
B_6（吡哆素）（mg）	5	7	10	12	16	20	25
B_{12}（mcg）	5	6.5	8	9	10	10	10
叶酸（mcg）	100	120	140	160	180	200	220
生物素（mcg）	30	45	60	70	80	90	100
矿物质							
钙（mg）	150	165	180	190	200	210	220
镁（mg）	50	65	80	90	100	110	120
铁（mg）	4	5.5	7	8	9	10	10
锌（mg）	4	5.5	7	8	9	10	10
锰（mg）	300	350	400	500	700	1000	1000
碘（mcg）	40	50	60	70	80	90	100
铬（mcg）	15	19	23	25	27	30	30
硒（mcg）	10	18	20	24	26	28	30
铜（mcg）	400	550	700	800	900	1000	1000

要把上面所有维生素和矿物质给予孩子，最简单的方法就是让孩子每天吃多种维生素。大多数多种维生素或矿物质组合的问题在于达到上述营养物质含量，同时味道好、可咀嚼的产品并不多。我们搜遍了市场，把值得掏钱的那些产品都列了出来（见第301页），这些补充剂产品有些是粉末，有些是可以加到食物和饮料里面的液体。对于可咀嚼的补充剂，大多数会让您按孩子年龄大小服用，比如，孩子年龄每大2岁服一颗，这种情况下，6岁的孩子需要每天服3颗。

必需脂肪酸——精神车轮的润滑油

20世纪80年代时，儿童补充剂的主流是维生素和矿物质。今天，我们知道补充欧米伽3脂肪酸也同样重要。欧米伽3脂肪酸不仅可以提高孩子的情绪智慧、改善孩子的表现，还能让精神的车轮得到充分润滑，快速且平稳地运行。

出生时欧米伽3脂肪酸（特别是“构建大脑”的DHA）的水平可以预示后来的智力发育情况。此外，大量证据表明为婴儿补充DHA可以使其在3岁、4岁和7岁时的思维速度和其他精神身体指标有所提升。所以说，孕期和婴儿早期提供的最佳营养可以带来长期效果。尽管尚未得到研究证明，但孩子在婴儿和童年时期接受富含欧米伽3脂肪酸的鱼油补充剂后，智力很有可能得到最大化发育。

要让孩子的膳食包含更多欧米伽3脂肪酸，其中一个好方法就是食用含油的冷水鱼类。下表列出了每一种冷水鱼类的DHA含量。不过，我们在第三章已经提到过要提防金枪鱼（买鱼排；金枪鱼罐头的欧米伽3脂肪酸含量明显较低）。金枪鱼的确容易含有较多的汞，所以最多每几个星期吃一次。要吃三文鱼的话，务必吃野生或有机饲养的三文鱼。

孩子理想的DHA摄入量为每天300～400 mg，所以如果孩子每次吃100 g含油鱼类（最好是沙丁鱼、鲭鱼或鲱鱼），一周吃三次，那么摄入的DHA就完全足够了。另外，孩子还可以吃含DHA的鱼油补充剂，一颗好的补充剂可以提供200 mg DHA。

大脑脂肪酸含量最高的鱼类

100 g 鱼肉当中 DHA 的含量	
鲭鱼	1400 mg
鲱鱼	1000 mg
沙丁鱼	1000 mg
金枪鱼（鱼排、非罐头）	900 mg
鳀鱼	900 mg
三文鱼	800 mg
鳟鱼	500 mg

至少对婴儿来说，最好的DHA来源是母乳。母乳天然富含DHA，假如母亲本人就在吃鱼或者亚麻籽，那么母乳的DHA含量会更高。母乳喂养的宝宝不仅未来10年内IQ更高、考试成绩更好，精神健康问题也更少。

我们会在第十九和第二十章向您展示ADHD和自闭症儿童得到的惊人结果。您还会了解到相比于DHA，鱼油富含的另一种欧米伽3脂肪酸EPA对这些孩子的影响更大。因此，我们建议您同时补充DHA和EPA。

理想的每日补充计划：欧米伽3脂肪酸

年龄（岁）	< 1	1~2	3~4	5~6	7~8	9~11	12~13
必需脂肪酸							
GLA（mg）	50	75	95	110	135	135	135
EPA（mg）	100	175	250	300	350	350	350
DHA（mg）	100	140	175	200	225	225	225

鱼油是补充欧米伽3脂肪酸的最佳手段，但不是所有人都爱吃鱼油。幸运的是，目前市面上有很多种味道不错的补充剂、凝胶、油脂和胶囊，能让您的孩子逐步养成每天补充鱼油的重要习惯。

我们之前提到过含油鱼类可能含有汞，所以给孩子吃的鱼油补充剂应纯化且不含汞。我们列出的补充剂（见第310～312页）不仅不含汞，在不含PCB（多氯联苯）以及其他遍布大海的污染物含量方面也是优质的佼佼者。

总 结

要尽可能提高孩子的IQ，请注意以下几点。

- 从膳食和补充剂出发，确保孩子以最佳的方式摄入维生素和矿物质。具体来说，可以让孩子每天吃一次大剂量儿童多种维生素和矿物质补充剂，不要吃那种只基于RDA的补充剂（见产品和补充剂目录）。
- 尽量让孩子多摄入必需脂肪酸，尤其是欧米伽3脂肪酸。可以让孩子每天吃亚麻籽、含油鱼类或鱼油补充剂。

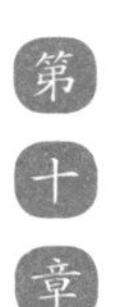

获得专注力和良好的记忆力

当家长以后，您肯定见过坐不住的孩子、坐着乱动的孩子、注意力持续时间不太正常的孩子。事实上，在当今社会，“注意力缺陷”已经成为最常见的几种困扰儿童的问题之一。能够专注于一项任务、一个项目乃至一篇作业，都是使孩子能力最大化的关键因素。上一章提到，通过膳食和补充剂达到最佳营养后IQ之所以会提高，部分原因在于儿童的专注度提高了。不过，维生素并不是专注力的关键因素；糖分，或者更准确地说，血糖平衡才是。

血糖平衡——通往专注力的钥匙

我们在第二章就强调过，保持血糖水平稳定对智力非常关键。血糖平衡是最能影响孩子长时间专注力的指标，没有之一。为什么呢？简单来说，这都要归因于大脑的燃料——葡萄糖，也就是我们从食物的碳水化合物当中得到的糖。如果孩子长时间摄入过多不正确的碳水化合物（如糖果和含淀粉的精制食物），那么孩子血液和大脑当中的糖分水平便会忽高忽低，像坐过山车一样。血糖水平突然迅速降低的时候，孩子的专注力便会飘忽不定，攻击性行为（如有）可能加剧。

为什么让孩子吃健康早餐，同时不让他们把高糖食物和饮料当小吃如此重要？这就是原因。最近的一项校内调查发现大约有2/3（65%）的小学生每天至少吃一次糖果、巧克力棒或饼干，64%的小学生会喝含糖的碳酸饮料或果汁饮料，31%的小学生会吃薯片或者其他的炸土豆小吃。这些食物都会往孩子的大脑里一阵一阵地输入糖分，然后脑部又会突然处于低糖状态，产生注意力涣散的情况。

美国加利福尼亚州阿普托斯中学将上面的建议谨记于心，该校校内的自动售货机不再出售含糖的软饮料，食堂也不再出售精制碳水化合物制成的小吃和饭菜（如炸薯条）。这些营养措施执行到位之后，该校的管理人员和老师都表示学生午饭后的行为改善了，下午到心理咨询室的情况减少了，校园里的垃圾变少了，坐着吃饭的学生变多了。此外，学校的标准测试成绩也提高了。学校现在的格言是什么？“杜绝空能量[1]！”

1 空能量（Empty calories），是指一切来源于纯脂肪和外加糖分的能量，不含任何其他营养物质。

早餐的重要性

在媒体的关注下，受英国校园食品信托（School Food Trust）的新规影响，许多英国学校也逐步效仿阿普托斯中学。另一些学校成立了“早餐俱乐部”，鼓励不吃早餐的孩子养成吃早餐的习惯。如果您家孩子总是吃个鸡蛋或者喝碗粥再去上学，您也许会有些不明就里，可您要知道，全英国有1/3的孩子没法好好吃早餐。然而，许多研究指出好好吃早餐的孩子专注力好得多，注意力维持时间也长得多。

所有家庭都应该把吃早餐当作金科玉律去遵守，但关于早餐究竟吃什么这个问题，我们应该好好想一想。举例来说，学校建立的早餐俱乐部本身想法不错，但有些俱乐部会给孩子提供含糖麦片或白面包加黄金糖浆[1]。所以要是你的孩子到学校的早餐俱乐部吃早餐，记得看看菜单上都有什么。

最好的早餐是GL较低的早餐。我们在第二章提到过，所谓“低GL碳水化合物”是指让孩子保持血糖平衡的碳水化合物。麦片当早餐不仅相当简单，而且人们的接受度也很高，但它也有很多坑：市场上的麦片基本不是低GL食品。我们来看看下页表列出的选项吧。

1 黄金糖浆（Golden syrup），英国一种常见的糖浆，由甘蔗汁蒸发制得，主要成分为葡萄糖、蔗糖、果糖。

早餐麦片的血糖负荷

食物名称	分量，g	表现形式	一份的 GL 值
低糖什锦麦片（见《低GL膳食食谱》）	60	1大碗	4
燕麦粥	30	1大碗	2
GoodCarb原装格兰诺拉麦片	50	1中碗	5
Get Up & Go（水冲型）	30	半品脱饮料	3
Get Up & Go（与草莓和半品脱牛奶同食）	30	半品脱饮料	8.5
All-BranTM	30	1小份	6
什锦麦片，无麸质	30	1中份	7
Alpen牌什锦麦片	30	1份	10
什锦麦片，天然	30	1份	10
Raisin Bran™（家乐氏）	30	1中份	12
Weetabix™	25	2块饼干	11
Bran Flakes™	30	1中份	13
Sultana Bran™（家乐氏）	30	1中份	14
Special K™（家乐氏）	30	1中份	14
Shredded Wheat™	40	2块饼干	20
Cheerios™	30	1中份	15
Frosties™（家乐氏）	30	1中份	15
Grapenuts™	30	1中份	15
Golden Wheats™（家乐氏）	30	1中份	16
膨化小麦	30	1中份	16
Honey Smacks™（家乐氏）	30	1中份	16
玉米片，Crunchy Nut™（家乐氏）	30	1中份	17
Coco Pops™	30	1中份	20
Rice Krispies™（家乐氏）	30	1中份	21
Cornflakes™（家乐氏）	30	1中份	21

具体吃多少取决于孩子的年龄、身材和运动水平，但早餐（包括额外水果）的总体目标是使GL值达到10左右，所以麦片这一部分的理想GL值应该在5左右。这个要求就基本上把所有的麦片品牌排除在外了；再仔细看看推荐的每一份麦片的分量，在很多情况下简直小到不可思议。从这个角度来看，基本上所有的品牌麦片都不能吃。

英国消费者协会检查了28个品牌的麦片，发现其中9个品牌的糖分含量达到40%以上！最不好的产品当中，桂格Sugar Puffs™和Frosties™榜上有名。每100 g桂格Sugar Puffs™含有49 g糖，一碗Frosties™麦片含有四茶匙的糖。有一点别忘了：看食品标签的时候，添加的糖分可能有多个名字，比如，蜂蜜、麦芽糖、果糖、葡萄糖、右旋糖和转化糖浆。从含糖量的角度来看，最好的袋装麦片是Weetabix ReadyBrek™。

目前为止最好的早餐麦片选择是燕麦粥，既可以喝热粥，也可以喝冷粥，还能用新鲜水果加点甜味。GoodCarb原装格兰诺拉麦片很不错，低GL的Get Up & Go（一种加入牛奶和浆果当中的早餐奶昔粉末）也很棒。另外，您也可以用燕麦、种子、坚果和燕麦糠自己制作低GL的什锦麦片，然后放点新鲜水果，给孩子每天吃的什锦麦片加点甜味。不过，孩子早餐并不是非吃麦片不可。可以换点花样，给孩子吃高蛋白、低GL的美味食物（比如，鸡蛋或烟熏鲱鱼），再配上一点全谷物吐司（关于早餐的更多信息，请见第二十二章）。

低GL食物要少量多餐

食用低GL、缓释的碳水化合物，同时少量多餐、不要一口塞很多，这就是避免血糖突然降低的最佳方法。所以，可以随时都准备好一大碗水果，以此从零开始激励孩子拥有健康的小吃。最好的水果有苹果、梨、桃子和莓类浆果（草莓、蓝莓等）。只要孩子年龄够大，不至于一小口一小口地吃坚果和种子，那么一把南瓜子、瓜子或者杏仁也是不错的小吃。如果孩子要上学，您也可以给孩子塞一个苹果和一小碗坚果和种子。

燕麦饼也是不错的小吃。一定要选择无糖粗燕麦饼，它的GL值最低。您也可以购买燕麦饼干，虽然燕麦饼干有一定的糖分，但含糖量相比于其他饼干来说很少，所以燕麦饼干也是个很棒的点心。此外，您也可以往橱柜里放一罐无糖酱料（如花生酱或其他坚果做成的酱料）。燕麦饼上涂一勺酱料，一份美味、健康又能持久提供营养的小吃就做好了。

告别碳酸饮料

就从糖分的角度来看，对人体害处最大的食物就是甜的碳酸饮料。一瓶2升装可乐的含糖量可达40茶匙！最好不要饮用这一类饮料。我们最鼓励喝水：如果孩子从小到大渴的时候都喝水，那么他们会自然而然地喝水。在果汁里面，苹果汁、梨汁和橙汁是最好的饮料，但我们之前提到过，一定要选择100%新鲜的果汁，然后用水至少按1:1的比例稀释，而且不要把果汁当成主要的饮品。远离所谓的“果汁饮料”，它们必然额外加糖。

增强记忆力的天然物质

专注力是一方面，而等到孩子完成一项任务后，回忆任务的情况又怎么说呢？在校园以及更广阔的空间当中，记忆力都非常关键。我们来看看有哪些营养物质对记忆力非常关键。

磷脂酰胆碱

记忆力涉及的大脑化学物质主要是乙酰胆碱；要合成乙酰胆碱，孩子就需要磷脂酰胆碱（PC）。第三章提到过，PC最丰富的膳食来源是蛋黄和鱼类，特别是沙丁鱼。为最大限度发挥脑力方面的功能，孩子每天需要摄入500～1000 mg PC。大多数卵磷脂补充剂含约20%的PC，所以孩子在理想情况下每天需要2.5～5 g卵磷脂。您也可以购买高PC卵磷脂补充剂，这种补充剂的PC含量是普通卵磷脂补充剂的2倍，所以孩子每天只需要1～2.5 g（一茶匙）高PC卵磷脂。

不过，要提高乙酰胆碱的合成量，除了PC，还需要别的物质。维生素B_5（泛酸）对人体合成乙酰胆碱非常重要，维生素B_1、维生素B_{12}和维生素C也相当重要，所以好的多种维生素补充剂也能增强记忆力。

研究显示怀孕期间服用PC可以让孩子拥有“超级大脑”，但之后补充PC对孩子和成人都有同样的好处。美国加利福尼亚州萨拉托加市西谷学院（West Valley College）的拉德博士团队让80名学生服用一次25 g PC，并在90分钟后发现学生的记忆力得到了显著增强，背后的原因很可能是学习进度缓慢的学生给出的回答有所改善。要是把PC和焦谷氨酸等其他“聪明的”营养物质（见第139页）联合使用，您就可以以较低的剂量获得同样的记忆力增强效果。

磷脂酰丝氨酸

磷脂酰丝氨酸（PS）也是一种对记忆力至关重要的磷脂。蛋类和有机肉类当中含有PS，这一点和PC一样。PS、必需脂肪酸和蛋白质都是构成神经元“停泊港口”——受体位点的主要原材料。神经递质与受体位点结合，然后才能传递信息。因此，PS对孩子大脑的顺畅运作非常重要。

二甲基乙醇胺

要合成乙酰胆碱，还需要二甲基乙醇胺（DMAE）。DMAE的一大特征是可以轻易从血液移动到大脑，从而加快大脑合成乙酰胆碱的速度。DMAE可以让焦虑减弱、防止思维过快、改善专注力以及提高学习能力，是一种轻度大脑刺激剂。沙丁鱼就富含DMAE。

要提高记忆力，DMAE的理想剂量为100 mg（7岁以下儿童）或不超过500mg（青少年）。应在清晨或中午服用DMAE，但不要在夜间服用。DMAE过量会令大脑受到过多刺激，因此精神分裂症、躁狂症和癫痫患者不建议使用DMAE。不过，吃了DMAE也不要期待马上就会有效果。DMAE的效果可能需要两三周时间才会显现出来，但等待绝对是值得的。

谷氨酰胺和焦谷氨酸——极佳的大脑燃料

记忆力主要涉及乙酰胆碱，但也涉及许多其他神经递质。有些神经递质可以刺激精神过程，另一些则防止信息过载，而且没什么可意外的，平衡才最好。举个例子来说，神经递质γ-氨基丁酸（GABA）是谷氨酰胺（一种氨基酸）合成得到的，可以协助链接不同的记忆，让兴奋过度的神经系统冷静下来。然而，这种关键的记忆分子稍有变化，可以得到谷氨酸；如果血流当中“游离”（未与任何物质相结合）的谷氨酸过多，谷氨酸就会使神经元兴奋过度，甚至导致神经元死亡。这就是谷氨酸单钠（MSG）激活味蕾的原理。

这种氨基酸还有一种表现形式，即焦谷氨酸。焦谷氨酸可以极大地改善学习状况，许多食物（鱼类、乳制品、水果蔬菜）当中都含有焦谷氨酸。焦谷氨酸可以提高乙酰胆碱的分泌量，提高乙酰胆碱受体的数量，并增强左右脑之间的信息交换。换句话说，焦谷氨酸可以提高大脑的“听说能力”，增强左右脑的合作。于是，学习状况、记忆力、专注力和反射速度都会从中获益。

大脑浸泡在脑脊液当中，而脑脊液当中含量最丰富的氨基酸便是谷氨酰胺。谷氨酰胺可以直接为大脑供能，还能改善心情和精神表现，并减弱成瘾倾向。美国马萨诸塞州波士顿妇女医院（Boston Women's Hospital）研究了大剂量谷氨酰胺的安全性，每天给予健康志愿者40～60 g谷氨酰胺。结果显示，谷氨酰胺不仅安全，而且还可以带来“副作用”：持续表现测试当中志愿者的解决问题能力提高了。这项研究只持续了5天，但它反映出谷氨酰胺的效果发挥迅速，并且效果随时间可能越来越强。

谷氨酰胺是一种重要的大脑营养物质，所以有理由往孩子（特别是有学习问题的孩子）每天的补充剂计划当中添加500～1000 mg谷氨酰胺，具体的添加量根据孩子的年龄而定。不过，有些孩子，特别是患有自闭症类疾病的孩子难以代谢谷氨酰胺。这种情况下，谷氨酰胺会使大脑受到过度刺激，并导致氨合成过量。为了预防此类事件，缺乏有资质的营养治疗师直接监督的情况下，请勿给予自闭症患儿服用谷氨酰胺。市场上有售谷氨酰胺粉末，有些补充剂含有谷氨酰胺，有些则含焦谷氨酸。和本章讨论的其他大脑营养物质（PC、PS和DMAE）一样，最好在清晨服用谷氨酰胺，毕竟它可以刺激孩子的精神功能。

总结

要提高孩子的专注力和记忆力，请注意以下几点。

- 一直让孩子吃健康低GL的早餐。
- 鼓励孩子把水果、坚果、种子、燕麦饼或者燕麦饼干（适量）当小吃。
- 远离含糖饮料，选择水和1:1稀释的果汁。
- 每天早上往孩子吃的麦片里加1小勺高磷脂酰胆碱的卵磷脂或1大勺普通卵磷脂。
- 另外，考虑让孩子吃含有上述所有食源大脑营养物质（磷脂酰胆碱、磷脂酰丝氨酸、DMAE、焦谷氨酸）的补充剂。

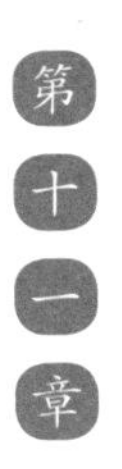

激活阅读和书写

有些5岁的孩子还在认字，有些5岁的孩子已经能读《安徒生童话》了。这两类孩子拿笔写字的进步差异也很大。这两种情况都再正常不过了。每个孩子的阅读书写能力发育速度都各不相同，学会这两种关键技能花费的时间各不相同，天资也存在差异。甚至还可能有性别差异，因为男孩在这方面往往发育比较晚。尽管如此，如果您家孩子阅读或者书写有困难，在学校成绩吊车尾，您或许可以改善孩子的营养状况，帮孩子一把。

案例记录　里瑟（7岁）

里瑟是个坐不住的孩子，不喜欢读书，在学校成绩倒数。里瑟的妈妈带他找过心理医生，但没有什么效果。与里瑟和他的妈妈见面后，我们鼓励他们做一个为期一周的“实验”，要求妈妈往里瑟的麦片里加碾碎的种子，要求里瑟多吃鱼、少吃肉、不吃糖、不吃加化学添加剂的食物、喝一种叫Optio的特殊饮料（该饮料等效于含有多种维生素和矿物质的果汁）。

一周后，里瑟在原本只能写四行字的时间里写了一页半，字也好看多了。里瑟的妈妈原本对我们的“实验”将信将疑，这时她说：“我原先以为这个孩子就是静不下来。他原来相当烦躁，不肯好好睡觉，经常动来动去，老是活蹦乱跳，有时还会发脾气。现在他完全变了，变得冷静多了，还想到学校多学点东西。才两周时间，他的阅读能力就上了个台阶。他不会兴奋过头，与他相处也愉快多了。我们肯定要继续这么吃。”

1个月后，里瑟的阅读水平就提高了一个等级。他现在热爱读书，书写能力也突飞猛进。

阅读和书写困难常常是外界感知困难造成的，所以首先要排除孩子近视或者远视的情况。很多存在阅读和书写困难的孩子只不过是视力不好。使用贝茨疗法（见第310页）等自然视力方法改善孩子的视力，孩子的阅读和书写能力就会得到显著改善。另外，记得让孩子做视力检测。不过，问题也有可能不是出在眼睛，而是大脑正确处理信息的能力，且出现这种情况的频率和视力有问题的频率不相上下。

阅读障碍（dyslexia）是一种比较极端的情况。如果您担心孩子可能患有阅读障碍，家里也有亲属存在识字困难的情况，请完成下页问卷。

阅读障碍检查

您可以回答下列问题，检查孩子有没有阅读障碍的症状。要回答这些问题，您可能需要现场查看孩子上课的情况，或询问老师。

您家孩子是否……

□ 比同龄的孩子说话晚？

□ 擅长有较强视觉元素的任务，但莫名其妙地不擅长其他固定任务？

□ 有偏侧性混淆的表现：会不会做某些事情（比如，写字、踢球）时用左半边身体，做另一些事情时用右半边身体？

□ 无法服从一连串指令，比如“到卧室里去，找到我的拖鞋，然后把拖鞋拿给我”？

□ 写字或写数字时上下或左右颠倒？

□ 识字特别困难，或者在识字的某一方面（偏旁部首、拼音、阅读等）特别困难？

□ 阅读时存在明显的前后不一致——认得某个字，但之后见到同一个字的时候又不认识了？

□ 看到一连串同样的字时，没有办法分辨出正确的写法？

□ 读同一页上的同一个句子时经常顺序不一样，并且被问到这些顺序有什么区别的时候分辨不出？

□ 做识字任务的时间与做其他任务（如画画和动手）的时间差异巨大？

□ 可以口头回答，也可以读故事，但要写故事的时候基本什么都写不出来？

☐ 被别人说笨拙？

☐ 没办法往一连串押韵的字词当中添加新的押韵？

☐ 与大多数好朋友相比，读的书简单得多？

☐ 与大多数好朋友相比，认识的字简单得多？

☐ 记笔记或抄写时，与班里其他同学相比差异很大？

☐ 有人帮助计划任务的情况下，任务输出效果呈现较大变化？

☐ 有人教怎么培养排序技能的前提下，输出内容更多，整体上在校也更开心？

☐ 开始因为不擅长写字而不愿意写字？

☐ 与周围的孩子相比，抄写任务期间看黑板的频率高得多？

☐ 到书写培养项目报到？

☐ 在学习场景下越来越没有自信？

☐ 尝试读书时说“字在纸上动来动去”？

如果您有许多问题都回答“是”，那么您应该向教育心理学家求助，由其判断您家孩子是否存在阅读障碍。

阅读障碍和运动障碍

有阅读障碍的孩子在学习阅读和书写时会遇到特殊困难，其中一部分原因是视觉感知的细微差异。学习算术有困难、识读音乐符号有困难，这些情况也不少见，就和记忆力差、辨不清词语发音的含义以及方向感错误是一样的。

重度阅读障碍的人群发生率大约在5%，但程度相对较轻的阅读障碍影响的人群比例远远大于这个值。如果您做完了上面的检查问卷，怀疑孩子可能有阅读障碍，您应该告知孩子的老师或校长。许多学校都配有特殊教育老师，可以对您孩子的情况做出彻底的评估。如果学校做不到，您可以联系阅读障碍行动（见“相关资源”），让教育心理学家来做这个评价。

让孩子接受评价的行动从多个方面来看都相当有用。首先，孩子接受评价以后，就知道自己确实存在困难，并且可以寻求特殊教育老师的帮助，将困难最小化。其次，接受评价以后，孩子就能获得一些特殊权利，比如，加长考试时间、加长用电脑的时间，等等。

最近的研究表明，单纯阅读障碍（孩子的阅读和书写有明显延迟，但其他方面天资聪颖的情况）可能与孩子感知词汇的“小块声音”或小段语音拼读的细微大脑差异有关。这种差异让单纯阅读障碍的孩子较难阅读，同时较难理解词汇的含义，毕竟这些孩子无法掌握最基本的内容。补偿这种情况的特殊教育技术可以极大地提高孩子的阅读和书写技能。

相比于阅读障碍，运动障碍的知名度相对较低，但二者的发生率差不多。运动障碍的表现是协调性差以及难以完成复杂的连续行动。有运动障碍的孩子接不住球、拴不了鞋带、扣不了扣子，但更严重的是，这些孩子写的字很难看懂，行为组织、注意力和专注力方面也可能遇到极大困难。除开评价措施和专门设计的教育方案外，有阅读障碍或运动障碍的孩子能从正确的营养当中受益良多。

为视力和协调性而吃

不论您的孩子是有阅读障碍、有运动障碍，还是仅仅在“读、写、算”方面步履维艰，您都会希望尽可能多给孩子一些有益于大脑和眼睛的营养物质。然后，就轮到鱼油和胡萝卜登场了。

必需脂肪酸——眼见为实

我们在第三章提到过必需脂肪酸对正常大脑功能的重要性，而眼睛也需要大量必需脂肪酸，从而实现与视力有关的快速移动。有阅读障碍、运动障碍和学习困难的孩子经常缺乏必需脂肪酸或正确利用必需脂肪酸的营养物质，并且许多研究都明确反映提高这些脂肪的摄入量是有益的。

伦敦哈默史密斯医院的亚历克斯·理查德森博士研究了97名有阅读障碍的儿童，发现缺乏必需脂肪酸显然会导致阅读障碍加重。相比于不缺必需脂肪酸的孩子，最缺必需脂肪酸的孩子阅读能力明显更差，总体能力也较差。

所以怎么判断孩子缺不缺必需脂肪酸？您可以先做一遍脂肪检查（见第三章），但皮肤干燥或湿疹也是一项关键指标。事实上，皇家伦敦医院的克里斯汀·阿布索隆博士团队调查了60名儿童，发现有湿疹的儿童出现“心理学紊乱”的比例比没有湿疹的儿童高两倍。

如果您的孩子出现必需脂肪酸缺乏的外显症状（皮肤表面有粗

糙干燥的痂、嘴唇皲裂、头发暗淡或者头发干燥、指甲发软或易碎以及极度口渴），那么这种情况很有可能导致专注力或视力问题、情绪波动剧烈、睡眠模式紊乱，某些情况下还会导致行为问题。之所以会这样，是因为阅读障碍、运动障碍、学习困难和ADHD都涉及大脑神经细胞的信息交换问题，而必需脂肪酸对神经元保持信息交换至关重要。

为检验补充必需脂肪酸对治疗运动障碍的价值，英国萨里大学的杰奎琳·斯托尔蒂博士给予15名儿童含有DHA、EPA、AA和DGLA的必需脂肪酸补充剂；按照标准的运动和协调性指标来看，这些孩子的表现位于所有人群的最末1%。服用补充剂12周后，所有儿童的手部灵巧性、球技、平衡能力和家长评判的运动障碍症状都得到了显著改善。斯托尔蒂博士还对必需脂肪酸补充剂对阅读障碍儿童的益处进行了评估，发现补充EPA和DHA仅仅4周后，这些孩子的夜间视力和对黑暗的适应能力都完全恢复正常，而阅读障碍儿童往往夜视能力不好、对黑暗的适应能力也很差。当然，多补充必需脂肪酸的同时，一定要让孩子远离油炸脂肪和氢化脂肪。

有A即成

前面已经提到眼睛需要大量欧米伽3脂肪酸，但眼睛也需要维生素A。事实上，维生素A对视力极其重要，甚至它的学名“视黄醇”（retinol）就直接反映出它对视网膜（retina）正常工作发挥的作用。视黄醇是维生素A在动物体内的表现形式，肉类、鱼类和蛋类都含有视黄醇；β-胡萝卜素则是维生素A在蔬菜当中的表现形式，可由人体肝脏转化为视黄醇。有些鱼油补充剂（特别是鱼肝油）既含有维生素A（视黄醇），又含有欧米伽3脂肪酸。所以，要是怀疑孩子的阅读或书写问题是视力问题造成的，您可以试试给孩子吃1个月这种补充剂。

不过，维生素A有一个安全限度，这一点您一定要知道。人体能储存的维生素种类并不多，而维生素A就是其中之一，并且超大量的维生素A会带来健康问题。举例来说，孕妇每天摄入维生素A的量如果超过5000 mcg，那么孩子有出生缺陷的风险会有所增加。孩子的理想维生素A摄入量远低于5000 mcg，仅为500～2000 mcg，具体取决于孩子年龄（见第九章）。下表列出了要摄入500 mcg维生素A需要吃掉的食物。

食物当中的维生素A

食物种类	提供 500 mcg 维生素 A（视黄醇）所需的量
肝脏	4 g
全脂牛奶	160 g
车达奶酪	160 g
帕玛森奶酪	240 g
奶油芝士	110 g
蛋类	6个鸡蛋
黄油	11勺
鲭鱼	900 g
肾脏	130 g
鸡肉	1.6 kg

当然，没有人会一顿饭就吃那么多鸡、鱼、黄油或蛋。不过，您还是需要了解孩子吃的东西里面含有多少维生素A，这样就可以平衡摄入所有其他来源的维生素A，确保总维生素A摄入量不超过孩子年龄对应的最佳每日补充量的两倍。大多数多种维生素补充剂含有一定量的视黄醇，通常在500 mcg左右。不过，不同的鱼肝油胶囊当中维生素A的含量差异巨大，所以一定要看标签——大多数鱼肝油胶囊的维生素A含量为每粒胶囊500～1000 mcg。

杀虫剂——对视力的坏消息

眼睛处理视觉信息时，会把维生素A转化为对光敏感的视紫红质。光照射到视紫红质上，与其发生反应，然后视紫红质发生一系列变化，最终循环变回视紫红质。这一变化循环对主要在夜晚发挥作用的黑白视觉极其重要，所以老一辈才会说吃胡萝卜能帮人走夜路。有机磷杀虫剂和除草剂可以阻断这一循环；现在大多数发达国家已不再使用有机磷杀虫剂和除草剂，但发展中国家仍广泛使用。虽然这种阻断作用不太可能是影响孩子视力的重要因素，但它确实向我们展示了让孩子远离这一类化学品的理由。所以，请尽可能选择有机食品（见第六章）。

在有阅读障碍的孩子当中，糖分也会使眼睛移动能力恶化。一项针对阅读障碍患者的研究表明高糖膳食会加剧眼睛移动飘忽不定的情况，无糖膳食则会导致眼睛移动“正常”。

总　结

要提高孩子的阅读和书写能力，请注意以下几点。

- 确保孩子从膳食以及优质多种维生素或矿物质补充剂当中摄入最佳的营养物质，并保证充分补锌。
- 尽量让孩子少摄入糖分。
- 确保孩子从种子、冷榨种子油以及含油鱼类当中摄入最佳的必需脂肪酸，并保证充分补充抗氧化剂（尤其是维生素E），保护孩子免受自由基损伤。
- 确保孩子从食物、补充剂以及鱼油胶囊当中摄入最佳的维生素A。
- 尽量让孩子少吃油炸食品和加工食品，少让孩子摄入肉类和乳制品当中的饱和脂肪酸。
- 尽可能选择有机食品，让孩子远离化学品。

第三篇

解决问题

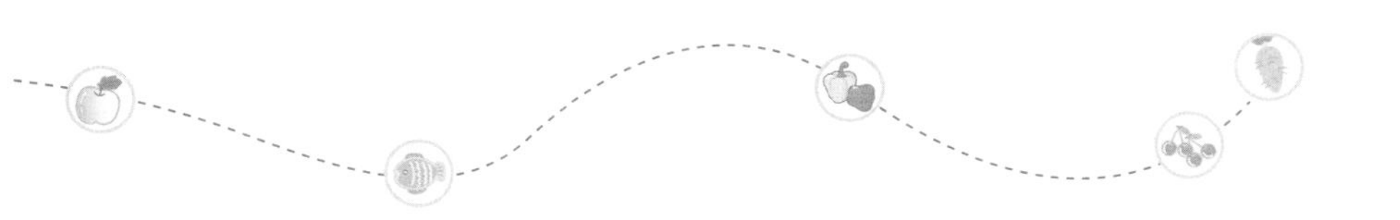

读完这一部分，您将了解到如何解决当今儿童面临的最常见的健康问题。

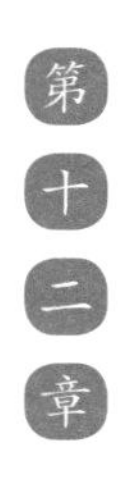

肥胖与超重

肥胖症是一种明显的现代病，在半个世纪前甚至无从统计。世界卫生组织的数据显示，全球至少有2000万5岁以下的儿童超重，而英国的数据更是令人触目惊心。据NHS（英国国家医疗服务体系）统计，肥胖儿童的数量在过去20年内增长了3倍，至少有10%的6岁儿童和17%的15岁儿童患有临床上的肥胖症。儿童肥胖并不单纯意味着“胖乎乎的小孩子”。在父母辈以及更早些时候，略胖的孩子可能到了青春期就会自然变瘦，但今天的孩子基本上不会了。童年肥胖高度预示成年肥胖，并且有可能会导致孩子在未来面临严重的健康风险。

超重的孩子更容易产生自卑心理，与食物建立起不健康的关系，并且患上Ⅱ型糖尿病和脂肪肝等严重疾病的风险也更高。随着年龄的增长，超重的孩子罹患心脏病、癌症、关节炎、糖尿病以及代谢综合征（所谓代谢综合征包括四个主要组成部分——肥胖、高血压、高血脂以及糖尿病）的风险也会比不超重的孩子高出许多。当然，随着年龄的增长，这些孩子减重的难度也在逐步上升。

您家孩子超重吗?

体质指数（BMI）是评估成人超重或肥胖与否的标准指标，即体重（千克）除以身高（米）的平方。然而，儿童的BMI会随年龄增长发生显著变化，所以成人的BMI标准并不适用于儿童。即使BMI大小相同，但对不同年龄阶段的儿童而言，意义可能截然不同：对某个阶段正常的BMI在另一阶段可能就代表体重过重或过轻。那么，要如何判断孩子有没有超重或肥胖呢？针对孩子的情况，我们可以根据各个性别和年龄的参考数据，把BMI转化为百分位数，然后用这些百分位数将BMI分类。举例来说，BMI大于等于第95个百分位数的儿童即定义为肥胖。如果您担心孩子的体重，建议您咨询健康顾问或家庭医生，他们能告诉您孩子在这个评估尺度上的位置以及这个位置代表的含义。

儿童超重和肥胖的原因有哪些?

传统观点认为，儿童超重的原因是吃的东西太多，同时运动不足。但这种解释简化了问题的实质。部分孩子的超重可能受到了基因的影响。然而，如果家里超重的人比较多，那么超重更有可能是家庭成员的饮食习惯和生活方式相似造成的。有研究证据表明，孩子可能还没出生，就已经开始逐渐肥胖了。妊娠期间肥胖的妇女生下的体重较大的婴儿更可能出现代谢综合征，而且与奶瓶喂养的孩子相比，母乳喂养的孩子或母乳喂养时间较长的孩子更不易出现超重或肥胖。上述所有因素都有可能导致孩子体重过重。然而，关键并不在于孩子吃了多少，而是孩子吃了什么。

和成人一样，有越来越多的证据表明，引发儿童超重和肥胖的主要饮食因素是糖分摄入过量，而不是脂肪。如第二章所述，GL高的碳水化合物（也就是精制的淀粉类食物和糖）会导致血糖水平剧烈升高，然后这些过量的糖分就会转化为脂肪并储存起来。

拿起武器，消除赘肉

享用天然健康、营养丰富、GL较低的食物，并且生活适度活跃的孩子往往不会面临体重问题。就这么简单。如果您的孩子超重或肥胖，那么就一心一意吃健康的东西，本书第一篇已经把原因说得清清楚楚了。不建议孩子采用低脂饮食，也不建议计算热量摄入，这会让孩子与食物建立起不健康的关系。此外，如果您自己也在与体重问题作斗争，那么请您为孩子树立正确的榜样，好好审视一下自己对食物的态度（更多内容见第四篇）。

毋庸置疑，活动量减少是成人和儿童肥胖盛行的一大重要原因。相较于他们的长辈，如今的孩子步行或骑车上学的频率更低，在校体育活动的时间也在逐渐缩短。许多孩子在学校坐了一整天，晚上回家后不是在做作业，就是在看电视、玩电脑游戏和进食。不同的孩子喜欢的运动各有不同，因此和孩子一起探索他们喜欢的运动吧。有的孩子可能喜欢团队运动或上舞蹈课，而有的孩子可能最喜欢每天遛遛狗。您家孩子能否加入“步行上学”的行列呢？此时，树立正确的榜样也至关重要。请记住，运动不仅能提升健康水平，也能愉悦心情。对一个情绪不太稳定的青春期少年来说，运动或许是理想的选择。

好好睡觉，赘肉走掉

最后，有一件非常有趣的事情要与您分享。美国一项研究表明，良好的夜间睡眠可以降低孩子肥胖的风险。密歇根大学的茱莉亚·鲁蒙博士分析了全美十个城市785名儿童的睡眠习惯，并记录了这些儿童的体重和身高。结果发现，8岁时每晚睡眠10到12小时的孩子到11岁时有大约12%发展为肥胖，而每晚睡眠少于9小时的孩子到11岁时，肥胖的比例是前一组的两倍。鲁蒙推测这种现象背后的原因可能是疲惫的孩子们不太愿意出门玩耍。该研究的结果与其他几项研究一致，然而有一些研究指出，睡眠不足引起的激素变化可能导致食欲增强，特别是对甜食和淀粉类食品的食欲（有关睡眠的更多信息请参见第十七章）。

总 结

要解决孩子的体重问题，请注意以下几点。

- 保持最佳营养摄入（更多信息请参见本书第四篇）。
- 维持血糖平衡，这对维持健康体重至关重要。
- 不必过度限制饮食，如遵循严格的低脂肪或计算热量摄入的饮食计划。把重点放在让全家秉持健康饮食的理念。
- 确保孩子每天有足够的活动，不论是做体育运动还是遛狗。

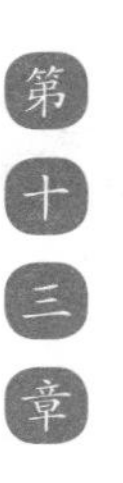

让孩子远离食物过敏

多达1/5的成年人和儿童以及大约1/3存在行为问题的人，对常见食物如牛奶、小麦、酵母菌和鸡蛋存在敏感或过敏反应。然而，食物和化学物质过敏如何对儿童健康产生不良影响，历来都未受到应有的重视。

早在20世纪80年代，科学家们就已经发现过敏可能影响身体的各个系统，而且往往是从疲劳、湿疹、哮喘、关节疼痛、便秘、腹泻、肚子疼和频繁的耳部感染，到思维减慢、易怒、情绪激动、攻击行为、神经过敏、焦虑、抑郁、ADHD、自闭症、过度活跃以及学习障碍等多种症状背后的隐秘原因。

案例记录　维罗妮卡（5岁）

维罗妮卡患有轻度自闭症，从出生开始就反复出现慢性便秘和腹痛。来到大脑生物中心就诊后，我们对她做了食物过敏IgG检查（详见第160页），测试结果显示维罗妮卡对麸质过敏。不让维罗妮卡吃含有麸质的食物后，家长欣喜地告诉我们孩子的社交能力大幅提升，消化状况也大为改善，排便恢复正常，腹痛也完全消失了。

约瑟夫·艾格博士团队发表了一项严谨的研究，为食物过敏的广泛影响提供了最有力的证据。艾格团队研究了76例多动症儿童，目的是揭示饮食是否可能成为行为障碍的原因。研究结果显示有79%的儿童对人造食品色素和防腐剂产生了不良反应，而柠檬黄和苯甲酸对孩子的行为表现产生的负面影响尤为显著。

然而，艾格团队发现让孩子产生不良反应的物质并不只有这些。实际上，该研究发现有多达48种不同的食物能使孩子出现症状，例如：64%的孩子对牛奶过敏，59%的孩子对巧克力过敏，49%的孩子对小麦过敏，45%的孩子对橙子过敏，39%的孩子对鸡蛋过敏，32%的孩子对花生过敏，而16%的孩子对糖过敏。值得注意的是，调整这些孩子的饮食后，不仅孩子的行为表现有所改善，而且大多数相关症状（如头痛、惊厥、腹部不适、慢性鼻炎、肢体疼痛、皮疹以及口腔溃疡等）有明显减轻。其他研究的结果也与之类似。

以上研究充分表明过敏常常会引发多种身心症状，并可能影响多个人体系统，而且每个人的过敏反应及其症状各不相同。

过敏、不耐受还是敏感?

我们现在常常将“食物过敏”“食物不耐受”和“食物敏感”混为一谈。那么，这三个说法之间究竟有何区别？“过敏”的经典定义是指身体对某种物质出现过度的生理反应，并且显著涉及免疫系统。免疫系统是身体的防御机制，可以对它不能接受的物质产生“标记”，其中一种典型的“标记”就是一种名叫IgE（免疫球蛋白E）的抗体。食物遇到对应的IgE标记后，就会激发身体释放一系列化学物质（如组胺）。组胺可导致皮疹、过敏性鼻炎、鼻窦炎、哮喘、湿疹和过敏性休克等典型的过敏症状，其中过敏性休克是一种严重的过敏反应，表现为喉咙和嘴巴肿胀、严重哮喘发作，有时还出现皮疹、血压急剧下降、心跳不规律甚至失去知觉。所有这些“IgE介导”的反应都是立刻发生的严重反应，可能威胁生命，甚至可能终生存在。如果您的孩子有这种类型的过敏，您可能已经知晓，并且正在让孩子远离可能引发过敏反应的食物。

然而，最常见的食物过敏类型涉及另一种标记物——IgG。这种过敏类型的反应可能在摄入过敏物质1小时到3天之后才会出现，因此通常称为“延迟反应”。IgG过敏的症状通常相对较轻，但会对身体的多个系统产生影响。此外，对许多常见食物的反应大多属于IgG反应，所以孩子可能在您不知情的情况下经常食用过敏的食物。

食物不耐受和食物敏感都是对食物的反应，但不存在可测量的免疫应答。乳糖不耐受就属于这一类反应：存在乳糖不耐受的孩子缺乏分解乳糖的酶，而牛奶即含有乳糖，所以孩子喝牛奶后可能会导致腹泻和腹部不适。对味精（谷氨酸钠，MSG）敏感也属于这一类反应。虽然学界尚不知晓这种反应背后的机制，但存在该反应会导致一些孩子过度活跃。

过敏食物大盘点

可导致过敏反应的食物多种多样，尤以小麦及其他含麸质的谷物、牛奶与乳制品、鸡蛋、含酵母食物、贝类、坚果、花生、大蒜以及大豆最为常见。大部分食物过敏针对的是特定食物，特别是日常生活经常食用的食物当中含有的蛋白质。

小麦含有醇溶蛋白，可以刺激肠壁，因此位列过敏原之首。醇溶蛋白是麸质的一种，而麸质与酵母结合后可以形成气囊，使面团膨胀。然而，摄入过多的小麦制品对人体不利，而对小麦过敏的儿童尤其如此。科学研究已经充分确认了小麦过敏、自闭症以及ADHD之间的关联（详见第十九章和第二十章）。

黑麦、大麦和燕麦含有的麸质较少，且类型不同。即使孩子对小麦过敏，也有可能可以接受这些谷物。对小麦、黑麦和大麦过敏的孩子可能只能食用不含麸质的燕麦。

奶酪和酸奶等乳制品也是许多孩子常见的过敏原。有些孩子可以耐受山羊奶或绵羊奶，但无法耐受牛奶。除了羊奶中蛋白质和牛奶中蛋白质有区别，更不容易引起过敏之外，其中部分原因可能在于，如果他们不喝牛奶，乳制品的总消费量就会减少，因为山羊奶或绵羊奶通常以更小的包装出售，且相对于牛奶，获取羊乳制品较为不易。乳制品过敏的常见症状包括鼻塞、频繁感冒、腹胀和消化不良、头感沉重、疲劳、耳痛和头痛。

追踪过敏

现在，我们来探讨一下您可以从哪些方面入手来了解食物过敏究竟有没有造成孩子的健康问题。

过敏试验

如果孩子曾有婴儿肠绞痛、湿疹、哮喘、耳部或胸部感染、花粉热、季节性过敏、消化问题（如腹胀、便秘和腹泻）、频繁感冒、行为或学习问题等病史，您应当提高警惕：这些状况可能昭示延迟性食物过敏，此时需要考虑让孩子接受相应的试验，找出潜在的食物过敏原。最有效的试验方法是IgG ELISA试验，只需要从指尖扎一滴血，并且在家就能完成。最好在营养治疗师或过敏专家（参见相关资源）的指导下完成试验。营养治疗师和过敏专家能为孩子定制一份避免摄入的所有过敏食物以及适合替代的饮食清单，确保饮食平衡、健康。如果试验检测出多种可能的过敏食物，就表明孩子的肠道健康状况存在问题（而不是存在多种过敏），此时的关键在于解决孩子的肠道健康问题。

采用饮食消除和挑战法也可以识别食物过敏，具体要求在一段时间内（通常从2周到3个月不等）将所有可能导致过敏的食物从孩子的饮食当中排除，并观察孩子在行为、精神和身体症状方面的变化。然后，在有所控制的条件下逐步重新加入这些食物，同时监控孩子的健康状况。然而，孩子可能对许多食物产生反应，导致这种方法存在不可避免的局限性。同样地，如果您为了实施这种方法大幅调整孩子的饮食，那么请咨询有资质的营养治疗师，确保孩子的饮食平衡、健康。

您可能知道，如果您或者您的孩子有IgE过敏，那么涉及的食物（如花生和虾）可能需要终生避免摄入。不过，IgG过敏的反应相对轻微，出现时间有所延迟，并且可能不是长期反应。查明孩子对哪些食物过敏，在大约6个月的时间内严格避免摄入这些食物，同时改善孩子消化系统的健康状况，孩子就可能不会再对这些食物过敏。不过，也有和IgE过敏一样持续终生的IgG过敏（详见帕特里克·霍尔福德和詹姆斯·布拉利的著作《隐藏的食物过敏》）。

肠道因素

消化问题常常是延迟性（IgG）食物过敏的基础因素。许多孩子的消化系统“渗漏”过度，换句话说，未完全消化的蛋白质会进入孩子的血液，引发身体反应。频繁使用抗生素、阿司匹林，胃肠道感染，或者必需脂肪酸、维生素A、锌等营养物质缺乏都可能导致肠道渗漏性增加。因此，识别并避免摄入让孩子过敏的食物只解决了一半的IgG食物过敏问题，而要解决另一半问题，就需要恢复孩子的消化功能（更多信息参见第七章）。

面对表现出食物过敏症状（如频繁耳部或胸部感染）的孩子，

医生可能会开具抗生素治疗。然而，抗生素可能会加剧肠道健康问题，并进一步加重过敏反应，然后进一步导致抗生素使用的增加，形成恶性循环。显然，最佳的应对方法不是依赖抗生素获得短暂缓解，让问题长期存在，而是识别食物过敏原，并从孩子的饮食当中将过敏原剔除，斩断症状的根源。

总 结

要试验并减少孩子出现过敏的可能性，您可以：

- 让孩子完全不吃小麦和乳制品，持续1个月及以上，看看孩子的感受。无论如何，尝试从每天的饮食当中去除这些食物，限制孩子摄入此类过敏物质。
- 让孩子多吃新鲜水果、蔬菜、种子和鱼。这些食物含有必需脂肪酸和锌（详见第七章），可以改善孩子的消化功能。
- 尽量减少抗生素的使用。抗生素会损害消化健康。吃完抗生素后，请务必摄入孩子年龄段对应的益生菌。
- 如果怀疑孩子有食物过敏，您可以做一个IgG酶联免疫吸附（ELISA）食物过敏试验，找营养治疗师就诊，判断孩子究竟对什么东西过敏，设计减少过敏可能性的方案，移除可导致过敏的食物，同时确保孩子的饮食保持平衡、健康。

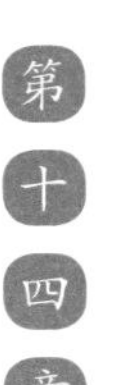

第十四章

鼻塞、喘息、咳嗽与感冒

孩子是否上一个感染还没好完，马上就又感染了？流鼻涕、胸部感染、耳部感染、咳嗽、感冒和哮喘对许多孩子来说都是常见的问题。如果孩子总是频繁遭遇各种感染，那么您需要找到问题的源头，增强孩子的免疫系统。

先前已经讨论过肠道健康及其对免疫的重要作用，所以如果孩子频繁出现耳、鼻、喉问题，您首先要做消化检查，并根据检查结果采取措施（参见第七章）。

哮喘

英国是全球哮喘发病率最高的国家之一，有520万人正在接受治疗。根据英国哮喘组织的数据，全英国有1/10的儿童（110万）患有哮喘。

哮喘是一种影响气道的疾病，而气道是气体进出肺部的必经之路。哮喘患者接触刺激气道的物质（哮喘触发物）后，气道壁周围的肌肉会收缩，导致气道变窄、内壁发炎肿胀。有时，气道内还会发生黏液或痰块堆积，进一步阻塞气道。

那么为什么孩子们会得哮喘，患病人数还越来越多呢？没有人知道确切原因，但有一些公认的风险因素。父母患有哮喘、湿疹或存在过敏的孩子患哮喘的风险更高。空气污染增加、过度清洁、孕期吸烟，以及缺乏母乳喂养等环境或生活方式因素也可能让孩子更易患上哮喘。一些食品添加剂也可引发哮喘或使哮喘症状加剧（如需详细了解需要避免的添加剂，请参见第六章）。

大多数诊断为哮喘的孩子可能需要多年乃至一辈子每天服用哮喘药物。然而，哮喘药物也存在明显的副作用。不过，简单改变一下饮食之后，许多孩子都可以完全不用药物或者用更低的剂量控制哮喘的症状。

镁的魔力

镁在身体当中扮演许多角色。它是一种肌肉松弛剂，可以使肺部松弛，有助于预防和治疗急性哮喘发作。《急诊医学杂志》发表的一篇研究综述系统回顾了所有相关研究，这些研究均涉及使用镁来治疗需要急诊处理的急性哮喘发作儿童。该综述发现，静脉注射镁非常有益于改善肺功能和减少住院需求。有趣的是，儿童依然经常缺乏镁，因此静脉注射镁能够改善肺功能的机理可能仅仅是解决了镁缺乏的问题。

此后，日本的研究人员进一步探讨了哮喘是否与镁缺乏有关，测定了稳定哮喘患者的红细胞镁含量，并设置了一个同龄但没有哮喘的对照组。结果发现，有2/5的哮喘患者红细胞镁含量较低，而对照组的这一比例仅为1/10。

加州大学洛杉矶分校（UCLA）预防医学系也研究了镁对肺功能的影响，测量了2566名儿童的肺功能（气流量和肺活量），并将肺功能与儿童饮食的镁、钾和钠摄入量相比较。结果发现，相比于镁摄入量高的孩子，镁摄入量低的孩子肺功能较差。钾摄入量低也与肺功能较差有关，但这种关联只在女孩中存在。

绿叶蔬菜和南瓜子含有镁。建议有哮喘症状的儿童每日补充50～150 mg的镁。

抗氧化剂和鱼

上文提到的美国加州大学洛杉矶分校（UCLA）研究团队还对同一组2566名儿童比较了肺功能与源自水果、蔬菜和果汁的抗氧化维生素A、C和E摄入量的关系，结果发现这3种维生素摄入量最低的孩子（不论男女）的肺功能相对较差。

一项大规模研究考察了20271名7～11岁欧洲儿童的饮食习惯，结果发现吃鱼也有益于哮喘儿童。吃鱼最少的孩子出现持续性咳嗽的可能性增加20%，出现喘息的可能性增加21%。夏天吃水果最少的孩子冬天咳嗽的可能性增加40%，持续性咳嗽的可能性增加35%。

类似地，美国研究人员测量了各种抗氧化和抗炎食品以及营养物质的摄入量，具体包括水果、蔬菜、维生素C、维生素E、β-胡萝卜素、视黄醇（维生素A）和欧米伽3脂肪酸，然后比较了2112名18岁高中生的呼吸系统健康状况与这些物质的摄入量。不常吃水果的学生肺活量较低，更有可能患慢性支气管炎。同时来自含油鱼类的欧米伽3脂肪酸摄入量最低的学生出现慢性支气管炎、喘息和哮喘的可能性更高。对吸烟人群而言，维生素C摄入量最低的个体症状最为严重，表明维生素C可以对吸烟的害处起到一定的防护作用。

污染

人们都知道吸烟对肺部有害，汽车尾气等其他形式的空气污染对哮喘患者的影响也越加引起关注。举例来说，《新英格兰医学杂志》发表的一项研究要求60名轻度或中度哮喘成人在伦敦最拥挤的购物街——牛津街上行走2小时，然后另选一个时间在绿树成荫的海德公园漫步，结果发现在牛津街上待了2小时的哮喘患者肺功能更差，而且气道炎症也有所加重。

灰尘螨和宠物毛发等家中污染也可引发哮喘，减少可能积累这些刺激物质的场所可以改善孩子的哮喘症状。举例来说，您可以扔掉地毯、彻底清洁家具、更换旧的羽绒枕头、定期吸尘，并定期将毛绒玩具放进冰箱。有些孩子可能对室内喷雾和织物除臭剂等常用的家用化学品过敏，因此最好避免使用。

当然，让孩子远离所有的空气污染（无论室内室外）几乎是不可能完成的任务。因此，您需要增加孩子的抗氧化剂和维生素C摄入量，获得这两种物质的保护作用。

鼻塞、感冒和咳嗽

耳、鼻、喉症状通常与消化问题和食物过敏有关。如果您的孩子貌似存在这种情况，请务必让孩子摄入大量新鲜水果、蔬菜，获得足量的、能增强免疫力的抗氧化剂，同时大量摄入含油的鱼、种子和坚果，获得抗炎的必需脂肪酸（更多信息请见第七章）。

案例记录　比利（14岁）

比利是被父母带到大脑生物中心就诊的，就诊时已患有轻度哮喘数年，正在接受常规的吸入类固醇治疗。然而，比利的父母更担心他经常鼻塞和流鼻涕。也就是说比利随时随地都要带上纸巾，并且无法通过鼻子呼吸。比利存在睡眠困难，在校也感到非常疲倦，还有一些明显的消化问题（如需要定期服用泻药的便秘）。检查结果显示比利有食物过敏，因此大脑生物中心建议暂时避免摄入导致过敏的食物，并补充益生菌和谷氨酰胺粉末，强化比利的消化系统。几周后，比利的鼻塞症状便有所缓解，打鼾状况减少，睡眠质量也得到改善，并在学业上有所进步。

维生素C的增强作用

孩子的免疫系统对抗感染时，身体对维生素C的需求会急剧增加。猫、大鼠、山羊和黄鼠可以自主提高维生素C产量，满足额外的需求。然而不幸的是，灵长类动物在进化过程中失去了合成维生素C的能力，所以我们需要通过食物或补充剂来满足需求。在活性感染期间，通常建议每2小时补充一次平时每天建议的维生素C摄入量（更多信息请参见第五章）。维生素C摄入过量会导致拉稀，所以“肠道耐受性”即可告知您已获取了身体需要的上限。达到肠道耐受性上限，孩子开始拉稀后，请把每2小时的剂量减少大约1/3，然后在略低于肠道耐受性的水平保持一至两天。健康孩子的肠道耐受性水平远低于正在抵御感染的孩子。

您可能倾向于用咳嗽糖浆治疗咳嗽，但咳嗽药物实际对孩子没有效果。之所以人们经常使用，恐怕是因为咳嗽糖浆有镇静效果，仅此而已。不过，蜂蜜的的确确有效，世界上许多国家都把蜂蜜用作抗菌剂，使用历史已有数千年之久。最近的一项研究比较了105名咳嗽干扰睡眠的2～18岁儿童服用单剂量蜂蜜、蜂蜜味咳嗽糖浆（含止咳药右美沙芬）或者不服用任何药物后产生的影响，结果发现蜂蜜对减少咳嗽频率、减轻咳嗽严重程度和改善孩子及父母的睡眠质量方面最为有效。

在家治疗咳嗽效果最好的方法是把柠檬汁、姜根片和一茶匙蜂蜜加入热水，然后当作饮料喝。不过，这里的蜂蜜必须使用健康食品商店出售的优质蜂蜜，这样才能保留其有益物质；切勿使用超市出售的过度加工的蜂蜜。您也可以试试古老的阿育吠陀疗法：取半茶匙新鲜的姜汁（用大蒜压榨器压榨姜根获得），再混合一大撮姜黄和一茶匙蜂蜜，早晚各给孩子吃一茶匙（幼儿吃半茶匙）。

• 要不要用抗生素，这是一个问题…… •

曾几何时，抗生素是治疗儿童疾病的常见方法。后来，抗生素耐药性逐渐进入人们视野，引发了对抗生素使用的重新评估。现在，只要感染有可能自行消退，都不建议医生使用抗生素。举例来说，耳部感染是儿童最常见的一大类感染，虽然您的孩子可能经受痛苦的耳部感染，但大多数情况下这种感染会自行消失。

过去，人们认为为了预防胸部、耳部和喉咙感染发展成更严重的疾病，需要使用抗生素。然而，最近的一项研究分析了336万例上述感染，发现抗生素只可降低老年人出现严重并发症的风险，而儿童并不需要使用抗生素。

频繁使用抗生素不利于肠道健康，从而损害免疫力。抗生素虽有助于短期击退部分细菌感染，但它实际上削弱了免疫系统，让孩子的感染风险上升。另外，对属于病毒感染的“普通感冒”而言，抗生素毫无作用。如果孩子经常出现胸部、耳部和喉咙感染，建议您从长期角度考虑问题，专注于改善孩子的饮食习惯和消化系统健康，提升孩子的免疫力。

总 结

要降低孩子对耳、鼻、喉和胸部感染以及哮喘的易感性，您可以：

- 改善孩子的肠道健康，调查可能存在的食物过敏（更多信息见第七章）。
- 确保孩子的饮食充分摄入抗氧化剂，尤其是空气污染严重的情况下。
- 优化孩子的必需脂肪酸摄入量（特别是欧米伽3脂肪酸），可以每天让孩子摄入亚麻籽、含油鱼类或鱼油补充剂。
- 从绿叶蔬菜和南瓜子当中摄取足够的镁，易患哮喘的孩子应特别照此执行。孩子如出现喘息症状，可每天再额外补充50～150 mg镁。
- 确保家中不含刺激性物质和过敏原（详细信息见www.asthma.org.uk），避免使用不必要的化学品。
- 不要让孩子接触可能加重喘息的食品添加剂。

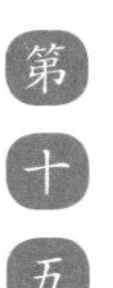

健康皮肤的奥秘

没有皮肤，人就不可成为人。它不仅包裹着我们的内脏，同时也守护我们的身体，让我们不至受到感染、辐射和脱水的伤害，维持我们的体温，让我们的外表更好看。人体体表皮肤每20天更新一次，而我们的饮食习惯以及环境等其他因素对皮肤状况的影响尤为深远。

毕竟，皮肤是身体最大的器官。一个成年人的皮肤重达5千克，表面积达到2平方米，大致等同于一张双人床。皮肤暴露于外界环境的程度是所有器官之最，也是对抗各类外部损害或疾病（如外伤、阳光照射、环境污染以及细菌侵袭）的最前线。此外，皮肤还会折射出许多身体内部的状况和情绪（如发红或者出汗的时候）。

有些皮肤病（如疣）只局限于皮肤表面，而其他皮肤病（实际上是大部分皮肤病）都反映了身体内部的状况。举例来说，唇疱疹和水痘表明免疫系统正在与内部感染作斗争，皮疹可能表示存在食物过敏，皮肤发黄可能暗示肝脏有问题。这些情况表明孩子的皮肤状况对多种因素都十分敏感，具体因素包括基因、卫生状况、循环状况、消化、排毒能力、免疫力、环境、心理因素以及饮食习惯。

营养对皮肤发育的各个阶段都存在根本性的作用，接下来我们将从内层皮肤——真皮开始讲起。真皮是主要血管的所在地，也是身体的防护屏障。主要由结缔组织组成，而此处的结缔组织又主要由胶原蛋白构成；维生素C对胶原蛋白的合成必不可少。另外，角蛋白是皮肤、头发和指甲的主要成分之一，而维生素A可以控制角蛋白在皮肤当中累积的速度。因此，维生素A摄入不足会导致皮肤干燥、粗糙，而维生素A含量丰富的饮食有助于保持皮肤健康。皮肤细胞的细胞膜由必需脂肪酸构成，缺乏必需脂肪酸会导致皮肤细胞快速失去水分，造成皮肤干燥。

皮肤细胞的健康也取决于足量的锌元素摄入。锌是产生新皮肤细胞的关键元素，缺锌会导致妊娠纹和伤口愈合困难，同时也会引起痤疮、湿疹等多种皮肤问题。所以从很多方面来看，今天的饮食确实会影响到明天的皮肤状况。

很多皮肤问题的源头都可以追溯到消化系统失衡，包括消化不良、吸收功能不佳和肠道菌群失调等。不过，如果孩子存在皮肤问题，就特别需要限制糖分和饱和脂肪酸的摄入，增加摄入新鲜水果、蔬菜和水。此外，有皮肤问题的孩子还需要每天食用富含抗氧化剂的食物，例如，红色、橙色和黄色的蔬菜，红薯、胡萝

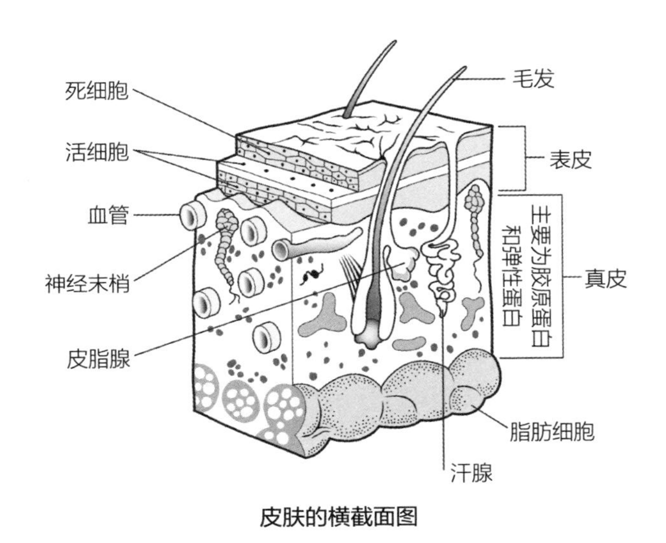

皮肤的横截面图

卜、杏子和西瓜，各种浆果和葡萄，菠菜、羽衣甘蓝、苜蓿芽和西蓝花，豌豆，全谷物，新鲜坚果、种子以及对应的油类，还有洋葱和大蒜。

皮肤问题大百科

痤疮

需要考虑的因素 食物当中脂肪过量可能导致皮肤毛孔堵塞，形成痤疮。维生素A缺乏可能造成角蛋白在皮肤内部堆积过度，也会堵塞毛孔，形成痤疮。缺乏维生素A和锌会导致抵抗感染的能力下降，就和缺乏有益细菌（通常是过度使用抗生素造成的）一样。

锌在青春期尤为重要，是合成精子的材料，所以十几岁的男孩可能特别缺锌。如果您家儿子现在十几岁，指甲里面有白色月牙，请为他补充15 mg锌。

饮食建议 确保饮食低脂低糖，同时水分、种子、含油的鱼以及含水量大的新鲜水果蔬菜占比较高。如果改善饮食后皮肤没有反应，考虑存在食物过敏。

皮炎

需要考虑的因素 顾名思义，皮炎就是“皮肤的炎症”。如果皮肤出现接触过敏，就认为出现了皮炎。皮炎的罪魁祸首可能是洗衣粉、肥皂、洗发水或洗衣液含有的洗涤剂、首饰或手表当中的金属以及香水和化妆品含有的化学物质。存在接触过敏的孩子通常也存在食物过敏，常见的过敏原有乳制品和小麦。有些时候，摄入引起过敏的食物和与外部过敏原接触需要同时发生，才会出现皮炎症状。

如果孩子从含油的鱼和种子当中获取的必需脂肪酸不足，或者摄入的饱和脂肪或油炸食品过量，则由必需脂肪酸合成并控制炎症的前列腺素类激素便不能有效发挥作用。

肢端皮炎主要由缺锌引起，补锌后即可有效缓解。

饮食建议 维持低饱和脂肪摄入，并摄入充足的必需脂肪酸，极少摄入肉类或乳制品。检查孩子是否对乳制品或小麦过敏。如果怀疑存在过敏，可以避免摄入这些食物数周，观察状况是否有所改善。改用更加天然的洗涤剂和化妆品。

干性皮肤

需要考虑的因素 保湿霜能在一定程度上缓解干性皮肤，但它并不是全面的解决方案。水分不足会导致细胞失水、干瘪、结构不完整，因此给皮肤补水的首要任务就是鼓励孩子每天大量喝水，保持皮肤的湿润度。此外，您也可以让孩子食用含油的鱼、坚果和种子，摄取必需脂肪酸，从内部“滋养”孩子的皮肤。如果孩子的皮肤特别干燥，可以考虑适当服用必需脂肪酸补充剂。

饮食建议 应尽量避免摄入饱和脂肪酸，并从含油的鱼和种子当中获取充足的必需脂肪酸。每日充分饮水，并大量食用含水量丰富的水果蔬菜。

湿疹

需要考虑的因素 与皮炎一样，湿疹的主要诱因是食物过敏（小麦或乳制品过敏最常见）和缺乏必需脂肪酸的共同作用。必需脂肪酸主要来源于含油的鱼和种子，可以有效抵御炎症。

饮食建议 应尽量避免摄入饱和脂肪酸（少肉少奶），但要摄入一定量的含油鱼类和种子，获得充分的必需脂肪酸。检查是否存在乳制品和小麦过敏，如果存在，请在一定时间内避免摄入这些食物。

油性皮肤

需要考虑的因素 和痤疮一样，饮食的脂肪含量过高会导致皮肤过于油腻。然而，青春期的生理变化以及激素水平波动也会产生一定的影响。

饮食建议 应充分摄入源于含油鱼类和种子的必需脂肪酸，同时低脂低糖。

牛皮癣

需要考虑的因素 牛皮癣和皮炎、湿疹是完全不同的两大类皮肤病，对营养干预的反应可能并不显著。不过，如果身体存在某种缘于消化问题的“中毒”，则可能出现牛皮癣。

饮食建议 维持低饱和脂肪酸的同时确保摄取充足的必需脂肪酸，减少肉类和乳制品的摄入，并多吃纤维素。检查是否存在乳制品和小麦过敏，如果存在，请在一定时间内避免摄入这些食物。

皮疹

需要考虑的因素 皮疹的根本原因因人而异，但过度炎症可能缘于必需脂肪酸缺乏、食物过敏或接触过敏，也可能缘于病毒、真菌或细菌感染。

饮食建议 维持低饱和脂肪酸的同时，确保摄取充足的必需脂肪酸、减少肉类和乳制品的摄入。检查是否存在乳制品和小麦过敏。如果存在，请在一定时间内避免摄入这些食物。

总 结

要让孩子拥有健康的皮肤，您需要：

- 让孩子的饮食富含维生素A、C、E以及锌等抗氧化物质。最佳的饮食来源为新鲜水果蔬菜、含油鱼类和种子。
- 鼓励孩子大量饮水，保持皮肤的水分。
- 限制摄入饱和脂肪酸，饱和脂肪酸过多可导致皮肤油腻和出现粉刺。
- 对于可能与食物过敏相关的反应性皮肤问题，如皮炎、湿疹和皮疹等，应检测皮肤过敏状况。此外，要关注香皂和化妆品等其他刺激性物质，并改用“天然”品牌。

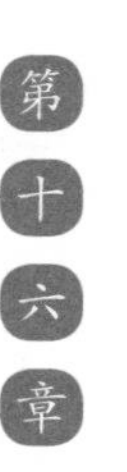

克服饮食障碍

厌食症和贪食症是复杂且极其严重的疾病，发病率正逐年上升。幸运的是，它们都是可以克服的疾病。然而，假如孩子的体重大幅减轻，究竟要怎么判断孩子究竟是吃得太少，还是真的有饮食障碍呢？

首先，厌食症和贪食症（暴饮暴食，然后自我催吐的疾病）对12岁以下的儿童极为罕见。未满12岁的孩子体重大幅减轻的原因可能是食物过敏，也可能是对某些食物挑食（很可能受到了同龄小伙伴的影响）。不过，12岁及以上的孩子如果出现体重大幅减轻，可能就是厌食症的症状。因此，了解饮食障碍“长啥样”就非常重要，这样您就能做好准备，随时采取适当的措施。下页表将告诉您需要注意的一些方面。

饮食障碍长啥样?

身体表现	行为表现	心理表现
神经性厌食症	**神经性厌食症**	**神经性厌食症**
体重大幅减轻	想一个人待着	极度害怕增重
睡眠困难	有控制欲	对体重和身材的观点扭曲
头晕	穿肥大的衣服	对节食有执念
胃痛	过度锻炼	情绪波动剧烈
便秘	难以集中注意力	抑郁
循环不畅、感觉寒冷	在吃饭问题上撒谎	非常情绪化
女性月经停止	否认自己有问题	
男性激素变化		
贪食症	**贪食症**	**贪食症**
喉咙痛或者淋巴腺体肿大	摄入大量食物	有羞愧感
嘴部感染	吃完后感觉恶心	有罪恶感
牙齿敏感或受损	做事神神秘秘	抑郁
胃痛		情绪波动剧烈
月经不调		有失控感
皮肤干燥或皮肤状态不佳		
睡眠困难		
暴食	**暴食**	**暴食**
体重增长	摄入大量食物	非常情绪化
	摄入对身体不好的食物	抑郁
	做事神神秘秘	情绪波动剧烈
		有失控感

之所以出现这种严重甚至危及生命的疾病，背后的原因极其复杂。许多厌食症或贪食症患者存在需要心理治疗师帮助解决的问题

或创伤经历，但造成这两种难治疾病的原因不止于此。接下来我们探讨一下有关营养学的最新研究。这些研究得出了简单、实用的解决方案，可以与有效的治疗手段共同发挥作用。

锌的影响

直到20世纪七八十年代，人们才逐渐认识到营养（或者说营养不良）可以影响厌食症的发生和治疗。当时，科学家开始注意到厌食症和锌缺乏症的许多症状和风险因素都相似。实际上，这两种疾病的许多风险因素完全相同（影响25岁以下的女性，与压力和青春期变化有关），并拥有许多相同的症状，包括：

- 体重减轻
- 食欲减退
- 女性闭经（月经停止）
- 男性阳痿
- 恶心
- 皮肤病变
- 营养物质吸收不良
- 抑郁
- 焦虑

确认联结

1980年，美国肯塔基大学开始了首项关于锌和厌食症的研究。

结果发现13例因厌食症入院的患者当中有10例缺锌，14例因贪食症入院的患者当中有8例缺锌。然而，这些患者恢复正常饮食后，缺锌的状况更为严重。鉴于锌是消化和利用蛋白质必需的元素（我们的身体组织即由蛋白质构成），研究人员建议厌食症患者开始重新进食和增重时，应在正常纠正缺锌状况的基础上再额外补充锌。

1984年，有两项重要的研究确认了锌的重要性。第一项研究发现，不摄入锌的动物很快就表现出厌食和食欲下降的行为。如果强迫这些动物摄入不含锌的食物增重，动物便会身患重病。第二项研究发现，缺锌会损害肠壁，影响营养物质（包括锌）的吸收，可能会引发缺锌的恶性循环。

同年，德里克·布莱斯-史密斯教授报道了首例用锌治疗厌食症的病例。布莱斯-史密斯教授现在是最佳营养学会的赞助人。该病例是一个13岁女孩，体重只有37千克，经常泪流满面、心情沮丧。她找精神科医生看过病，但3个月后，她的体重只有31.5千克。然后，该病例开始每天补充45 mg的锌。又过了2个月，该病例的体重即上升到44.5千克，脸上又有了笑容，并没有明显的缺锌症状。

20世纪80年代中期，加州大学开展了一项针对15例厌食症患者的试验。该试验的结果于1987年发表，研究人员称："补锌后，参与者的抑郁和焦虑程度下降。数据表明神经性厌食症患者可能存在缺锌的风险，补锌后可能出现积极反应。"到1990年，多项研究发现超过一半的厌食症患者存在缺锌的明确生化证据。补锌非常容易，但遗憾的是，许多治疗中心仍然不能补锌。

先有鸡还是先有蛋？

锌和厌食症存在联系，这一点现在已经毫无疑问了。实际上，一项最近发表的综述总结了所有至今为止的研究，称："有证据表明缺锌与人类厌食症存在密切联系：如果不是触发因素，那么至少也是一个加速或加剧因素，可能会加深厌食症的病理性。"但是，大量补锌有助于治疗厌食症并不等同于缺锌导致厌食症——易受厌食症影响的人之所以改变饮食习惯，通常是因为存在心理方面的问题。

要暂时回避成年，回避如排山倒海般涌来的恐惧和责任，有些人可能出现厌食症。不吃饭的小女孩可以抑制自己身体成熟的迹象：月经停止，乳房变小，身体骨架依然小巧。饥饿还可以刺激重要的大脑化学物质发生改变，产生一种"兴奋感"，有助于屏蔽难过的情绪和无法面对的问题。

那么锌在哪里出现呢？许多厌食症患者选择成为素食者。加拿大不列颠哥伦比亚科技学院健康科学系的一项研究比较了素食厌食症患者与非素食厌食症患者的饮食，发现大多数素食饮食比较缺乏锌、必需脂肪酸和蛋白质。这可能解释了为什么厌食症患者缺锌的比例较高。

无论是不是素食者，一旦养成了不吃或吃得很少的习惯，因为本身锌摄入不足和吸收不良，所以基本上无法避免缺锌。缺锌之后，患者的食欲减退和抑郁会进一步加重，同时难以应付21世纪青少年成长过程中的许多压力。

对厌食症或贪食症患者而言，最佳的营养疗法须结合经验丰富的心理治疗师开展的治疗。该营养疗法重质量而轻数量，并需搭配补充剂（且必然包括每日45 mg锌）。待体重增加并保持稳定后，锌的剂量可以减半。

色氨酸与食欲

体重减轻和肌肉组织减少表明身体缺乏蛋白质。显然，厌食症和贪食症患者都很可能无法获取充足的蛋白质，或者在消化、吸收或代谢蛋白质方面有问题。研究发现厌食症患者的缬氨酸、异亮氨酸和色氨酸水平较低。补充缬氨酸和异亮氨酸有助于增肌，而色氨酸是控制情绪和食欲的5-羟色胺的合成原料。

近期研究发现厌食症患者的色氨酸血液水平存在显著差异，同时饥饿和过度锻炼都是影响该水平的因素。目前，有证据表明厌食症和贪食症患者对低色氨酸水平的应答存在一定问题。色氨酸转化为5-羟色胺的过程同时依赖锌和维生素B_6，所以这3种营养物质（锌、色氨酸和维生素B_6）都可能是控制食欲和保持平衡且快乐的心情所必需的。

牛津大学精神病学部的菲利普·科文博士团队最近发表了一项研究，很好地说明了身体和心理（或者说是营养物质和行为）之间的相互作用。科文团队发现采用低热量饮食的女性体内色氨酸和5-羟色胺水平较低，与预期结果相符。然而，该研究也发现，恢复正常的贪食症患者摄入不含色氨酸的饮食后，很快便会出现抑郁加重、过度关注体重和身材以及更加恐惧饮食失控的情况。

综合来看，上述研究都强烈表明易患厌食症或贪食症的人对色氨酸存在特殊需求，可能也需要锌和维生素B_6。如果缺乏这些营养物质，这类人在面对压力时就更有可能产生不健康的反应（如食欲失控）。

对存在饮食问题的患者来说，要解决不平衡，最直接的方法就是补充色氨酸或5-羟基色氨酸（5-HTP）、锌和维生素B_6。然而，从长期来看，这类人的目标应当是改变饮食习惯。通常来讲，尤其是对于厌食症患者而言，补充剂（如浓缩鱼油）在开始阶段可能更易接受，与食物相比，补充剂几乎不含热量。随着营养状况的改善，患者的焦虑以及冲动、强迫倾向将减弱，然后便能理解正向改变饮食的缘由。

理想饮食应包括易于食用和消化、营养丰富的食物。高质量蛋白质（如藜麦、鱼、大豆、螺旋藻或蓝绿藻）十分重要，磨碎的种子、扁豆、豌豆、水果和蔬菜也同样重要。

鱼和种子富含必需脂肪酸，具有特殊价值。大多数存在饮食问题的人会刻意避免摄入脂肪，导致饮食当中缺乏上面提到的必需营养物质，而这些营养物质对心理健康又相当关键。另外，必需脂肪酸对5-羟色胺的生成以及神经元间5-羟色胺信号的接收（换言之，对传播快乐）也至关重要。

明确暴食的食物

贪食症患者暴食的食物种类可以反映存在食物敏感或血糖问题。最常见的暴食食物是甜食、小麦制成的食品和乳制品。小麦和乳制品含有外啡肽，这种化学物质与使大脑愉悦的内啡肽结构相似，可以阻碍内啡肽发生作用，进而影响行为。此外，贪食症患者在血糖极低时（如禁食或呕吐后）通常会强烈渴望吃甜食，以此快速补充糖分。

所有这些食物都可能导致贪食症患者产生古怪或强迫性行为。因此，我们经常要求贪食症患者在接下来两周内想吃多少就吃多少，只要不吃之前提到的这些食物就行。许多患者后来报告称自己的暴食欲望很快便明显下降。

然而，并不是说了解孩子更有可能对缺乏营养物质（如锌或色氨酸）存在强烈反应就万事大吉了。先前我们已经说过，生物化学并不会讨论孩子出现饮食问题背后的心理因素，所以请您务必咨询细心和可靠的治疗师，寻求建设性的帮助。

总 结

要帮助有饮食问题的孩子渡过难关，您需要：

- 咨询营养治疗师，让孩子接受缺乏的营养物质评估，获得相应的建议。
- 治疗师的建议很可能包括补锌以及补充5-羟基色氨酸（5-HTP）、维生素B_6和必需脂肪酸，要么给予您补充剂胶囊，要么告诉您让孩子多吃种子和鱼。
- 要让孩子完全恢复，可以带孩子到有治疗饮食问题儿童经验的精神治疗师处就诊。

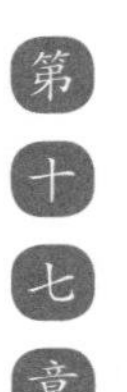

解决睡眠问题

孩子不想睡，睡不着？孩子存在睡眠困难是家长面临的一大常见问题。睡眠困难不仅影响孩子的学习、注意力和行为表现，还使家长自己也处于持续的疲劳状态。早年研究已经证明，夜间睡眠良好是孩子生长发育的一大关键因素，所以睡眠不足不仅会影响孩子短期的表现、精力和心情，还可能长期限制孩子的发育，阻碍孩子在童年后期和成年后实现全部潜能。

案例记录　詹姆斯（7岁）

詹姆斯的妈妈带他来大脑生物中心就诊，说不管詹姆斯有多累，他就是睡不着。于是，詹姆斯在校的注意力不集中，记性也不好。我们筛查了詹姆斯出现生化失衡的情况，并分析了他的饮食，结果发现詹姆斯存在食物过敏、钙和镁水平偏低、饮食当中的糖分也过多。我们决定不让詹姆斯接触过敏的食物、降低他的糖分摄入，并为他额外补充钙和镁。几周后，詹姆斯的睡眠便有显著改善。

孩子是否睡眠不足?

学龄儿童每晚需要9到12小时的睡眠。判断孩子睡眠是否充足其实并不难：上床以后孩子可以轻松入睡，早上从床上爬起来不费劲，白天也一直精力充沛。

即使只失眠一晚上，身体也会出现明显的压力症状：情绪低落、注意力涣散、抵抗力减弱、锌和镁的水平下降以及维生素C在短时间内便消耗殆尽。睡眠可以让身体和精神都容光焕发。事实上，身体在睡眠的前3小时即进入快速修复模式。

英国拉夫堡大学的睡眠专家开展了一项研究，考察了睡眠不足对大脑功能产生的影响。结果如您所料，昏昏欲睡的人难以找到正确的词汇提出想法和应对迅速变化的情况。剥夺睡眠后，人会变得情绪低落、暴躁易怒，长此以往甚至可能引发抑郁。疲劳的身体抵抗感染的能力也会下降。

睡眠问题主要有两种，一种是入睡困难，一种是睡眠保持困难。如果孩子不愿上床，在该睡觉的时候闹脾气，那么他们可能之前躺在床上，无聊、沮丧地度过漫长的时间，然后才好不容易睡着。即使往卧室里放一台电视、游戏机或电脑也不能解决问题。研究显示，这么做只会加重睡眠问题。

查明影响睡眠的因素

不论孩子存在哪一种睡眠问题，要考虑的影响因素都是固定的：养成了睡前看电视的习惯、缺乏有镇静作用的矿物质（镁和钙）、糖分或刺激性物质摄入过多、食物过敏以及白天缺乏体育锻炼。

镁与钙：放松身心的物质

镁与钙可以使身心平静，有助于放松神经和肌肉，所以镁与钙摄入不足的孩子可能出现睡眠困难，或者加重已有的睡眠困难。之前已经提到，儿童缺镁的情况越来越多。事实上，孩子的饮食当中镁的含量可能低于钙，因此需要确保孩子能大量摄入富含镁的食物，例如，种子、坚果、绿色蔬菜、全谷物和海鲜。您可以在晚餐或夜宵里加一些镁，或者加入镁补充剂。如果您正在用母乳喂养宝宝，而宝宝又存在睡眠问题，那您可以自己补镁，然后宝宝可以通过母乳获取您补充的镁。另外，良好的钙源有牛乳制品、绿色蔬菜、坚果、海鲜和糖浆。

为保证优质睡眠，除开钙和镁，B族维生素也是一类重要的营养物质。不过，B族维生素最好在早上而非夜晚摄入，这些营养物质参与能量合成，睡前摄入可能造成过度刺激。

控制压力、糖分和刺激性物质

孩子的身体存在许多日常生物节律（包括决定精力和困倦程度

的节律），而这些节律都依赖于特定的激素模式、化学物质以及营养物质的精细调控。夜晚时分，压力激素皮质醇的水平应降低，使孩子平静下来，让身体做好睡眠准备。然而，如果孩子的皮质醇水平出现失调（通常是因为外界压力、过量摄入刺激性物质或过量摄入糖分），那么孩子的入睡能力、睡满整晚的能力以及清晨醒来时的精力状态都很可能受损。

举例来说，如果夜晚孩子的皮质醇水平偏高，则会抑制释放对组织日常修复和生长至关重要的生长激素。因此，为孩子建立一套每晚持续20到30分钟的“睡前冷静程序”就颇为明智，程序内容可以包括洗澡、换睡衣、读书以及其他放松身心的活动。

许多父母发现，如果孩子夜间醒来后难以再次入睡，那么到了白天就要保持孩子的血糖水平稳定，这样就能让孩子在夜晚形成良好的血糖特征，拥有良好的睡眠。在睡前半小时到1小时，可以为孩子提供一份GL较低的小零食，这样不仅可以保证孩子在晚上不会饿到睡不着，也能保证孩子在晚上不会被血糖过低唤醒。这份小零食可以是一小块水果、一把种子，也可以是几块燕麦饼抹上坚果黄油，这些都是很好的选择。应彻底禁止咖啡因（也包括巧克力）。即便在白天少量摄入，咖啡因（和巧克力）也可能让孩子在晚上难以入睡。

处理打鼾问题

慢性鼻塞的孩子可能存在睡觉打鼾的情况，而睡觉打鼾（睡眠呼吸暂停）往往是成年人才有的问题。睡觉打鼾的孩子存在呼吸困难，可能会因此打断睡眠或休息效果极差。如果孩子鼻塞或流鼻涕，或者经常“用嘴呼吸”，您就可以怀疑存在食物过敏（详见第十三章）。

5-羟色胺与褪黑素

在睡眠—清醒的自然循环当中，身体内的5-羟色胺和褪黑素水平会在夜间上升。这两种物质凡是缺乏任何一种，都可能影响睡眠，而睡眠模式紊乱也可能会耗竭身体的这些物质。

要合成5-羟色胺和褪黑素，身体需要充足的维生素B_6和色氨酸，食物摄取来源包括鸡肉、奶酪、金枪鱼、豆腐、鸡蛋、坚果、种子和牛奶。因此，传统上建议我们睡前喝一杯牛奶，这也有一定的科学依据。研究认为生菜也有助于睡眠（它含有一种类似于阿片类物质），燕麦也同样有助眠效果。

身体实际利用5-羟基色氨酸（5-HTP）这种氨基酸来生产5-羟色胺和褪黑素，因此在解决所有其他影响睡眠的问题后，补充1个月的5-羟基色氨酸（5-HTP）可以有效恢复正常睡眠模式。孩子再次享有优质睡眠后即可停用补充剂。我们建议8岁以下的儿童在睡前1小时服用25 mg，稍大一些的儿童可以服用50 mg。

明亮的光线会抑制身体合成褪黑素，因此务必在孩子入睡前调暗卧室的所有灯光。顺便提一句，为了孩子的视觉发育，最好让孩子在暗室睡觉，因此请勿在非必要情况下打开夜灯。摄入一份85 g的燕麦、糙米或甜玉米后，您可以获取最多100 μg的褪黑素（一剂成人补充剂的剂量为每天1～10 mg）。香蕉和番茄的褪黑素含量约为50 μg，所以晚饭或夜宵时加入这些食物有助于孩子入睡。

褪黑素是一种神经递质，不是营养物质，因此补充时要高度谨慎。过量摄入褪黑素可引发腹泻、便秘、恶心、头晕、头痛、抑郁症以及做噩梦。然而，许多研究表明褪黑素对儿童有益，因此可以尝试遵照有资质的营养治疗师或医生指导使用。褪黑素在英国属于处方药，但可以通过邮购或从美国网购。

让运动甩掉过剩的活力

您是否曾经看着孩子在游乐场奔跑，自言自语道："今晚肯定会好好睡觉吧。"的确如此。运动可以缓解压力、促进身心平静、增强幸福感，部分是通过释放内啡肽来实现的。因此，除开学校的体育课程，请您鼓励孩子在周末和傍晚开展体育活动，不要让孩子在电视或电脑前坐着。孩子肯定会找到喜欢的运动——游泳、和朋友踢足球、打网球、上舞蹈课，甚至只是在公园里快走或骑车。您只要保证不让孩子在深夜剧烈运动即可，深夜剧烈活动可以振奋精神，反而引发失眠。

总 结

要让孩子晚上睡眠良好，您需要：

- 避免让孩子摄入糖分和刺激性物质，特别是在下午4点以后。
- 每天晚上为孩子建立一套常规、平静的睡前程序。
- 晚上给孩子补镁补钙，同时确保孩子的饮食富含镁和钙（如种子以及绿色或深绿色蔬菜）。
- 接受专业人士的指导，尝试给孩子补充10～25 mg的5-羟基色氨酸（5-HTP）或者褪黑素，使其恢复良好的睡眠模式。
- 将孩子每天看电视的时间限制在2小时以内。如果孩子的卧室里有电视、电脑或游戏机，应将其搬出。
- 确保孩子在白天有足够的体育活动，这样他们在晚上就能更好地睡觉。

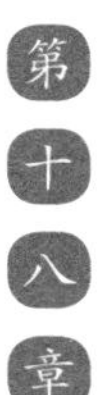

改善情绪和行为

童年理应充满欢乐，但并非总是如此。许多孩子会经常出现悲伤、无聊、易怒和愤怒的情绪。自2004年起，英国基本禁止对儿童开具抗抑郁药物。这是因为人们认识到抗抑郁药物的效果并不理想，并且导致自杀的风险更高，更不用提其他的副作用。然而，我们拥有更好的解决方案。就算孩子经常哭泣、不喜欢或不参与活动、自尊心低、对他人有敌意或有自我毁灭的倾向，您也可以帮助他们。解决方案有两个方面，一个是心理方面，另一个是生化方面。但是，您会在后文发现，这两个方面其实密切相关。

找到不快乐的根源

传统上讲，我们都不被允许表达愤怒，而这种限制对孩子尤甚。有些孩子可能对学校、朋友或家里发生的事情生气，然后一直闷在心里，最后表现为抑郁。您作为家长虽然能帮到很多，但一个开明、有同理心且不是家长的成年人也可以为孩子提供助益，与孩子交流，帮助孩子找到解决问题的方法。举例来说，英国慈善组织儿童热线（Childline）每年都会接到大约2000个感到困扰和绝望的儿童打来的电话。

有一条最常被忽视的真理，那就是营养对孩子的心理健康产生的作用。让孩子获得最佳营养不仅可以改善孩子的情绪，还可以为孩子提供能量和活力，助其应对生活中不可避免的起起伏伏。儿童心理治疗师和儿科医生基本没有这个意识——如果可以帮助孩子调整大脑的生化反应，他们的治疗效果可能更好。

许多常见的、与营养有关的失衡现象都可能会对孩子的情绪和活力产生负面影响，其中一些您可能早已知悉。

对情绪有不利影响的因素

- 血糖失衡（通常与糖分和咖啡因摄入过量有关）
- 缺乏营养物质（包括维生素B_3、B_6、B_{12}，维生素C，叶酸，锌，镁和必需脂肪酸）
- 缺乏色氨酸和酪氨酸（缺乏合成神经递质的关键物质）
- 过敏和敏感情况

血糖水平控制不佳是导致情绪低落的一大重要因素。然而，要改变孩子的日常只是一个相对简单的方面。我们在第二章提到，您可以每天为孩子提供早餐，并定期提供由天然未加工食品构成的膳食和小吃，以此解决血糖问题。但关键的营养物质要怎么办？

用营养改变情绪

最有助于改善情绪的营养物质是维生素B_3、B_{12}和叶酸，然后是维生素B_6、锌、镁和必需脂肪酸（特别是欧米伽3脂肪酸）（详见第三章）。

叶酸可以从绿叶蔬菜、坚果、种子和豆类等食物获得。许多孩子的饮食当中缺乏这些食物，但这些食物的功效甚高。叶酸和其他B族维生素均参与一种名叫甲基化的生化过程，该过程对于平衡让孩子有活力、开心快乐的神经递质水平非常重要。

锌和镁是对心理健康最重要的两种矿物质。锌能帮助改善注意力不集中、抑郁以及反应慢等问题，镁则可以放松精神和肌肉。镁缺乏症非常普遍，表现为肌肉疼痛、痉挛、抽搐，以及焦虑、易怒和失眠。儿童体内的镁通常较低，可以通过补镁的方式解决。种子、坚果以及蔬菜水果（尤其是羽衣甘蓝和菠菜等深绿色绿叶蔬菜）都富含镁。建议孩子每天食用富含镁的食物，并额外补充50～100 mg的镁。

用脂肪抗抑郁

先前已经在很多情况下提到了欧米伽3鱼油，而它也是制造快乐的关键组成部分。孩子血液的欧米伽3脂肪酸水平越高，5-羟色胺（“快乐”神经递质）的水平也很可能越高，原因在于欧米伽3脂肪酸有助于大脑合成5-羟色胺受体位点，并提高受体接受5-羟色胺的能力。约瑟夫·希伯林博士的研究表明，吃鱼的人患抑郁症的概率更低。希伯林博士认为："它（摄入欧米伽3脂肪酸）就像是为大脑建设更多5-羟色胺工厂，而不仅仅是提高已有5-羟色胺的作用效率"。许多研究都证明欧米伽3脂肪酸对治疗抑郁症非常有效，其中又以EPA效果最佳。

伦敦汉默史密斯医院的巴桑特·普里教授报道了一项小范围研究，其间对一名21岁的学生尝试使用乙基EPA。该病例已接受多种抗抑郁药物治疗，但均无效，且自尊心极低、睡眠问题严重、食欲差、社交困难，并且经常想自杀。补充欧米伽3脂肪酸1个月后，该病例即不再有自杀念头；9个月后，该病例的抑郁症症状完全消失。

神经递质与情绪——平衡之道

情绪低落通常包括两个方面：感觉痛苦和感觉冷漠。学界普遍认为这两种情绪失衡是大脑的两类神经递质失衡造成的，一类是影响心情的5-羟色胺，另一类是影响活力的肾上腺素和去甲肾上腺素。然而，这两种失衡不仅与营养有关，孩子的生活当中还有其他因素可能加剧不快乐和冷漠的情绪。

压力和紧张——失衡的产生

21世纪是一个愤怒且目标驱动的世纪，孩子可能倍感压力。无数孩子在这个以"成功和成就"为准则的世纪承受着沉重的压力。孩子到学校上课，然后课外还要学钢琴，再去接受额外的补习，没有多的时间专门去玩、去梦想或者发呆，或许还要承受家长的不满。

所有这些压力都不可避免地影响大脑，令大脑合成越来越多的肾上腺素和5-羟色胺，以应对过于频繁的情绪涨落以及海量的紧张和压力。这就像身体为了平衡频繁波动的血糖，要产生越来越多的胰岛素一样，令孩子对合成提振心情的神经递质所需的氨基酸的需求不断升高。许多孩子都面对这些心理压力，同时饮食习惯不佳，往往会陷入情绪低落和行为不稳定的状态。

过去数年，学界已经认识到除氨基酸不足外，导致孩子缺乏"快乐神经递质"5-羟色胺以及"活力因子"肾上腺素和去甲肾上腺素的原因主要有四个方面：

- 光照不足
- 缺乏运动
- 压力过大
- B族维生素、锌和镁的摄入量不足

因此，如果孩子时常感到忧郁沮丧、行为不端、疲惫不堪、靠吃东西来舒缓情绪或者睡眠紊乱，那么他们就很可能受到多种因素影响，体内5-羟色胺、肾上腺素或去甲肾上腺素含量不足。

这是怎么回事？光照是一种重要的大脑刺激，但我们的生活越来越多地集中在室内，导致大多数人并未得到充足的光照。室外与室内的光照强度差异巨大。我们大多数人一天24小时有23小时在室内，平均暴露的光照量只有100个单位（勒克斯）。相比之下，晴天的光照量是20000勒克斯，阴天也有7000勒克斯。我们大多数人接受阳光照射的量不足，无法最大限度地合成5-羟色胺。当然，冬天的白天较为短暂，这个问题也就更严重。

维生素D是一类靠阳光合成的维生素，人在冬天可能缺乏该维生素。这种维生素对提振情绪相当重要，如果维生素D的水平较低，会导致季节性情感障碍（SAD，即“冬季抑郁”的一种形式）。大部分维生素D都是在阳光直射下由皮肤合成的，但含油鱼类、牛奶和鸡蛋也含有少量维生素D。如果冬天无法出门晒太阳，那么建议您根据自己的年龄每天补充3～12 μg的维生素D。

压力（如考试压力或遭受欺凌的压力）会使5-羟色胺水平迅速降低，同时提高肾上腺素水平，令人筋疲力尽。久坐的习惯会加重这一情况，因为体育锻炼可以改善身体面对压力的反应，减轻压力导致的5-羟色胺和肾上腺素耗竭。

运动本身就可以高效提振情绪。美国杜克大学医学中心对202名患有“重度抑郁症”的成年人开展了一项为期4个月的研究，所有参加研究的患者被分为三组，一组给予抗抑郁药，一组给予安慰剂，一组实施锻炼计划。结果表明，运动在提振情绪方面与药物一样有效。所以说，请您确保孩子每天都能在室外玩耍一段合理的时间，同时每天开展体育锻炼。

维持神经递质平衡的补充剂

您的孩子可能没法靠自己从情绪问题当中恢复过来。这时，建议您尝试一些补充物质。下页将详细讨论可供您选择的选项。

选择正确的氨基酸

5-羟色胺是色氨酸合成得到的，而色氨酸是蛋白质的组成成分。牛津大学精神病学系的菲利普·科文博士证明，不让成年人摄入色氨酸后，大多数人会在7小时内情绪恶化，出现抑郁迹象。鱼、火鸡、鸡肉、奶酪、豆类、豆腐、燕麦和鸡蛋都富含色氨酸。根据具体年龄不同，孩子的饮食每天需要含500～1000 mg色氨酸，并且只需每天食用一至两顿下面的菜肴（每顿提供500 mg色氨酸）就可以达到这个水平：

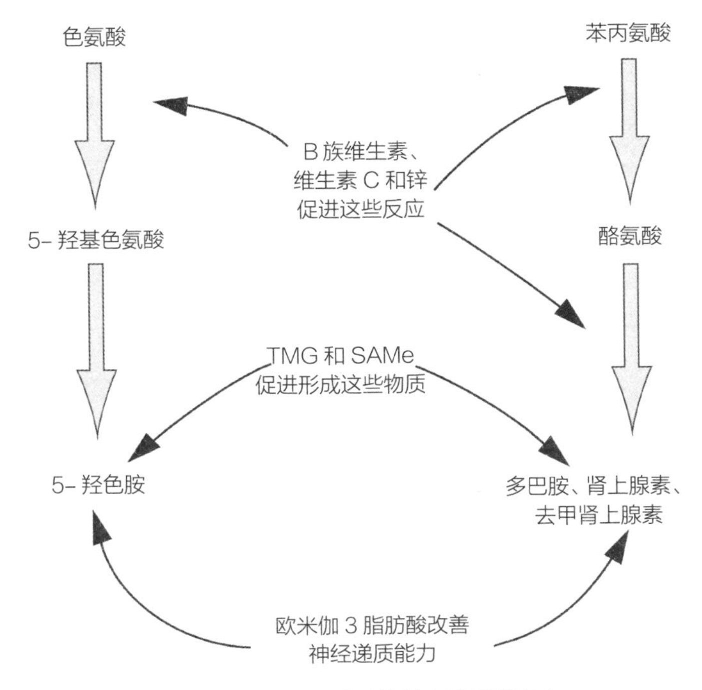

营养物质对提振情绪的神经递质的影响

- 燕麦粥、豆浆加两个炒鸡蛋
- 烤土豆、农家干酪加金枪鱼沙拉
- 鸡胸肉、烤土豆和青豆
- 全麦意大利面加豆类、豆腐或肉酱
- 三文鱼排、藜麦或扁豆饭，再加酸奶调味的绿叶蔬菜沙拉

肾上腺素和去甲肾上腺素源于食物当中的苯丙氨酸和酪氨酸，蛋白质类食物富含这两种氨基酸，也富含色氨酸。因此，之前在第四章提到过，保持充足的蛋白质摄入有助于维持孩子的积极心态和良好情绪。

成人研究发现，补充5-羟基色氨酸（5-HTP，身体制造5-羟色胺的直接原料）和酪氨酸（制造肾上腺素和去甲肾上腺素的直接原料）对纠正情绪问题极具成效。5-羟基色氨酸（5-HTP）本身就是一种可以有效提振情绪的物质，效果甚至超越了许多抗抑郁药，且副作用微乎其微。最极端的副作用可能就是有些人大剂量摄入5-羟基色氨酸（5-HTP）后会感到恶心。儿童补充5-羟基色氨酸（5-HTP）时，建议根据年龄在每天20～50 mg的范围内调整。

试试TMG（三甲基甘氨酸）——大师级调节剂

上一小节展示了营养物质对提振情绪的神经递质的影响，图中有两种营养物质您可能是第一次听说。TMG（三甲基甘氨酸）和SAMe（S-腺苷甲硫氨酸）都是甲基化过程的重要组成部分，而甲基化过程参与了大部分神经递质的合成（详见第八章）。

维生素B_6、维生素B_{12}和叶酸控制着体内一个叫作甲基化的关键

过程，这个过程对几乎所有神经递质的合成都至关重要，许多健康问题的成因都包括甲基化异常。这三种营养物质也负责控制同型半胱氨酸的水平，而同型半胱氨酸水平过高经证明与心血管疾病和骨质疏松等疾病风险升高有关。

SAMe是研究最全面的天然抗抑郁剂之一。100余项研究结果显示，SAMe的作用与抗抑郁药物相当，甚至更优，并且起效迅速，通常数日即可见效（大多数抗抑郁药物可能需要3到6周起效），同时副作用较少。

虽然SAMe属于药物，但它的合成来源TMG可从食物获得，根茎和芽类食物当中的含量尤为丰富。所以，孩子食用胡萝卜、欧洲防风草根、甜菜根、萝卜、芜菁甘蓝、土豆和豆芽时都可以摄入TMG。尽管TMG不属于必需营养物质，但我们仍然建议儿童每日摄入至少100 mg，相当于一份根茎类蔬菜或豆芽。

如果孩子有行为问题、情绪低落，我们建议补充含有以上所有氨基酸（5-HTP、苯丙氨酸或酪氨酸以及TMG）的补充剂，同时摄入维生素B_3、B_6、B_{12}和叶酸等B族维生素，将这些氨基酸转化为神经递质。市面上有些儿童配方含有上述营养物质，有助于大脑形成联结。

在大脑生物中心，我们分析儿童的血液，检测必需脂肪酸、维生素D以及同型半胱氨酸（该指标反映B族维生素不足，而B族维生素不足与学习成绩差相关）。有了这些信息，我们就能够设计理想的食物和补充剂营养计划，帮助孩子最大限度地发挥潜力。

案例记录　利亚姆（14岁）

利亚姆来大脑生物中心就诊时，因为在学校里有破坏性行为，大多数学校不愿意接收他。检查发现，利亚姆的同型半胱氨酸评分高达24——这是90岁老人的平均水平！对此，我们为他制订了低糖饮食计划，并补充B族维生素、镁、TMG和欧米伽3脂肪酸。仅仅1个月后，利亚姆的同型半胱氨酸评分就降至9。他说："开始新的饮食方案，吃维生素大约十天后，我就觉得早上没那么累了。现在每天早上起来我都精神百倍，没有心不在焉，也更开心了。我的学习成绩越来越好，上课也更专心了。我参加的活动越来越多，也经常锻炼身体。我现在比以前冷静多了，没有再惹麻烦，对未来也充满期待。我想一辈子都照这么吃，坚持补充维生素。这种感觉简直太棒了！"

考察攻击行为

您家孩子是否曾无法控制地向您或他人施加暴力？这无疑令人震惊，您也可能感到困惑不解，不知其中原因何在。不过，请您放心，您不是一个人在战斗。在大脑生物中心，我们遇到过许多无法克制自己、有暴力倾向且对自身行为几无悔意的孩子，有些甚至年纪非常小。更遗憾的是，暴力问题会随着孩子年龄增长而越发严重，如果不及时干预，成年后的情况必然愈演愈烈。

然而，我们并不是完全束手无策。前面您已经了解到，当今世界不均衡、不健康的饮食模式会对大脑产生什么样的影响。与先前的情况一样，我们发现导致攻击行为的主要诱因就是那些常见的罪魁祸首——糖分摄入过量、必需脂肪酸摄入不足、食物过敏以及大脑污染。

案例记录　查尔斯（8岁）

查尔斯的父母带他前来大脑生物中心就诊，为他的攻击性和暴力行为深感忧虑。检查发现查尔斯存在食物过敏，同型半胱氨酸评分为14，并且头发的铝含量过高。针对这些情况，我们为查尔斯推荐了一款专用补充剂，降低同型半胱氨酸评分，并协助身体排出铝，同时建议避免接触过敏的食物。10周后，查尔斯的父母告诉我们孩子更专注、更冷静、更讲道理，脾气也大为改观。此外，查尔斯过去的尿床问题也不复存在。

我们之前提到，所有的思考过程以及源于思考的所有行为都是由大脑和神经系统调控的，而大脑和神经系统与身体的其他部位一样，都完全依赖营养来维持功能。您可能会对接下来的陈述惊讶不已：血液当中大约一半的葡萄糖都用于供应大脑，而大脑每分每秒都需要微量营养素供应（包括维生素、矿物质和必需脂肪酸）。与此同时，孩子体内的所有抗营养物质（如镉和铅）都会从根本上影响大脑功能。

迄今为止，有关调整攻击行为问题儿童的饮食、以此改变其行为的研究并不多。然而，部分针对青少年的研究表明，只需给予这一类青少年少量必需营养物质，就能在短时间内显著减少暴力行为。

平息攻击行为

如果您家孩子时常表现出愤怒或做出攻击性行为，我们认为您可以从营养的角度开展许多工作。下面，我们将探讨一些可选项。

平息糖分引起的怒火

血糖波动与行为密切相关。孩子摄入糖分、精制碳水化合物或刺激性物质时，可能出现所谓“反跳性低血糖”。血糖水平快速升高之后会急剧下降，造成极度疲惫、易怒、抑郁和攻击性。另外，如果此时孩子感觉不舒服，则有很大的可能性表现出恶劣行为，原因在于疲惫导致控制冲动的能力下降。如果孩子的行为不稳定、难以控制，那么解决血糖问题就尤为重要（详见第二章）。

欧米伽3脂肪酸：化解敌意的良方

越来越多的证据表明，缺乏必需脂肪酸可能是行为异常的一大诱因。现代饮食习惯的变化无疑令必需脂肪酸的摄入量下降，而且之前已经提到，如果母亲怀孕期间缺乏必需脂肪酸，孩子的心理发育和行为可能受到长期影响。

日本富山大学的滨崎智仁博士近期发表了一项研究，发现欧米伽3脂肪酸有助于控制愤怒和敌意。滨崎博士推测，面对压力时，适当的攻击性可能有助生存，但从进化的角度看，过强的攻击性会产生反作用。因此，他决定给予参加考试的学生欧米伽3脂肪酸，观察产生的影响。学生接受了1.5 gDHA或安慰剂，并在试验开始时以及3个月后各接受一次心理测试，测量他们的敌意高低。第二次测试是在考试前进行的，结果显示服用安慰剂的学生敌意反应增加了59%，服用欧米伽3脂肪酸的学生则没有任何变化。因此，欧米伽3脂肪酸似乎可以帮助孩子在面对压力时保持冷静。

弥补营养物质缺乏

然而，必需脂肪酸并非保持冷静行为的唯一关键因素。有证据显示，钙、镁、锌和硒的缺乏都与暴力行为增加有关。

前面已经提到，加利福尼亚州立大学斯坦尼斯劳斯分校社会与刑事司法系史蒂芬·薛沙勒博士开展了一项深入研究，发现只需添加RDA剂量的多种维生素和矿物质补充剂，就可以对美国服刑人员的行为产生非常正面的影响。薛沙勒博士最近的研究比较了服用补充剂前3个月和服用期间的少年犯以及服用安慰剂的少年犯的行为表现。整体而言，记录的攻击性行为减少了40%，服用补充剂的受试人员对工作人员的攻击性行为减少了22%，并且与服用安慰剂的受试人员相比，服用补充剂的受试人员出现暴力和非暴力反社会行为的情况减少了21%。

维生素和矿物质的血液检测结果显示，试验开始前，大约1/3的少年犯的一种或多种维生素和矿物质水平偏低。研究结束时，维生素和矿物质水平恢复正常的少年犯行为改善了70%～90%。如果充足的营养物质可以对这些青少年产生如此显著的效果，那么想必不难理解，它也能够帮助存在攻击行为的年幼儿童。

反社会食物

对存在化学品或食品不耐受的多动症儿童以及少年犯的研究充分表明，严重过敏反应可引发行为急剧变化（详见第十三章）。

双相障碍儿童

有些存在攻击性行为的儿童实际上患有双相障碍（所谓“躁郁症”），患者表现为在躁狂、多动状态与哭泣、抑郁状态间来回变换。然而，问题在于儿童基本不会得到双相障碍的诊断结果。事实上，过去人们普遍认为20岁以下的人不存在双相障碍，但这种观念并不正确。

双相障碍可以，也确实会在婴儿期发生，但大多数双相障碍儿童被误诊为ADHD。哈佛医学院的珍妮特·沃兹尼亚克和约瑟夫·彼得曼医生发现，94%的躁狂症儿童同时满足ADHD的诊断标准。这是个坏消息，因为双相障碍的儿童最不需要的就是利他林等刺激性药物。

纽约阿尔伯特·爱因斯坦医学院的精神病学副教授迪米特里·帕帕罗斯研究了刺激性药物对73名双相障碍儿童的影响，结果令人担忧：47名儿童接受刺激性药物后出现躁狂或精神病状态。帕帕罗斯教授与妻子珍妮丝·帕帕罗斯合著了一本《双相障碍儿童》（*The Bipolar Child*）。这本书非常优秀，能帮助您区分双相障碍儿童和ADHD儿童。

帕帕罗斯夫妇发现的特征和区别如下。

● 双相障碍儿童本质上是存在情绪问题，表现为从极度兴奋、躁狂和愤怒到极度低落的来回波动。有些儿童可能一年来回波动四次，有些可能一周就波动一次。这种快速的情绪来回波动对成年人极少见。

● 双相障碍儿童的怒气爆发形式也有所不同。大多数儿童发怒后会在20到30分钟内恢复平静，但双相障碍儿童的愤怒可能长达数小时，并常常伴随破坏性乃至残暴的攻击性行为。怒气爆发期间，双相障碍儿童的思维、语言和身体姿势也可能出现混乱。

● 双相障碍儿童存在抑郁发作，而这并非ADHD的常见症状。许多双相障碍儿童在早年即展现出语言或艺术技能上的天赋。双相障碍儿童的不当行为通常是有意识的，而经典的ADHD儿童则往往因为注意力不集中出现不当行为。举例来说，双相障碍儿童可能在操场上欺凌他人。

本书提到的营养学方法可能对双相障碍儿童有所帮助。然而，利他林和其他刺激性药物绝对会加重症状。

总 结

要让孩子情绪稳定、活力充沛、行为良好，您可以：

- 提供富含蛋白质的食物（如鱼、肉、鸡蛋、豆类）和富含TMG的食物（如根茎类蔬菜和豆芽）。
- 每天让孩子食用亚麻籽、含油鱼类或鱼油补充剂，增加孩子的必需脂肪酸摄入，特别是欧米伽3脂肪酸。
- 利用优质的、提供所有B族维生素的多种维生素补充剂保证最佳营养，同时补镁补锌。
- 如果您的孩子精力不足、情绪低落、缺乏动力，或者面临压力、表现不佳、行为失控，请额外为孩子补充含有TMG、5-HTP、酪氨酸或苯丙氨酸的补充剂。
- 让孩子定期运动，经常晒太阳，以此改善心情、增进维生素D的合成。
- 不要让孩子摄入糖和添加剂，并检查食物过敏情况。
- 抑郁和攻击性行为既是营养问题，也是心理问题，可能需要综合解决。除开本书提供的建议，您还可以考虑寻求治疗师的帮助，解决心理或家庭的动态问题。

第十九章 不吃药，解决注意力缺陷与多动障碍（ADHD）

在当今社会，面临学习和行为问题的孩子往往会被归为几个特定的群体。孩子有词汇和写作上的问题，是不是有阅读障碍？协调性不太好，是不是有运动协调问题？孩子的注意力集中时间短、专注力不足、活动过度，是不是有ADHD（所谓“多动症”的正式叫法）？

这些类别对大多数存在学习或行为问题的孩子而言高度重叠。虽然少数孩子的问题仅限于阅读障碍，但更多的孩子会表现出两种、三种甚至所有上述问题的症状，严重程度各不相同。约有一半的阅读障碍人群很可能伴有运动障碍，反之亦然，而ADHD与阅读障碍、运动障碍之间的互相重叠度也在50%左右。遗憾的是，目前的诊断或治疗方法基本没有考虑这种复杂性。举例来说，ADHD被限定在精神病学的范畴内，通常采用刺激性药物治疗。

目前的研究证据表明，上述问题在总人口中的发生率可能高达

20%，影响程度各不相同，问题的数量也可能不止一个。此外，这些问题引起的困难通常会延续到成年，不仅给受影响的个体，也给整个社会带来沉重的负担。数据可能令人震惊，据估计，英国有1/10的男孩存在ADHD。存在该问题的孩子静不下来、情绪波动剧烈、经常打架和违反课堂纪律。这一类孩子在校和在家都不顺利，学习成绩差，麻烦不断，经常转学。更糟糕的是，如果不接受治疗，6岁就多动的孩子可能会成为行为恶劣的青少年。

从表面来看，ADHD可能归咎于糟糕的家教或学校教育，但只要深入挖掘就可以发现更多可能的原因，例如，遗传因素、吸烟、母亲怀孕期间饮酒或吸毒、出生时缺氧、产前创伤以及环境污染。不过有一条好消息：患有ADHD的孩子通常存在一种或多种营养失衡，只要识别并纠正这些问题，就能显著提高孩子的精力、专注力和注意力，改善孩子的行为。

案例记录　理查德（8岁）

理查德经诊断患有ADHD，“控制不住自己”，父母对他无计可施。理查德从出生起就一直便秘，到大脑生物中心接受生化检查后，我们发现他对乳制品和鸡蛋过敏，同时严重缺镁。饮食分析显示理查德每天的糖分摄入过多，因此我们建议大量减少糖分摄入，停止食用乳制品和鸡蛋，同时补充镁和欧米伽3脂肪酸。3个月后，孩子的父母称理查德冷静多了、也好管多了，同时便秘问题也完全消失了。

要判断孩子是单纯的活力充沛还是活力过度，可能会有些困难。您可以使用下面的评估表来评估孩子。

多动检查

您可以对下列特征计分，检查孩子是否多动：

您家孩子是否……

☐ 过度活跃

☐ 常常做事半途而废

☐ 焦躁不安

☐ 把玩具、家具之类的东西用坏

☐ 吃饭时坐不住

☐ 不愿意坚持玩游戏

☐ 话太多

☐ 不按指令做事

☐ 行事笨拙

☐ 和其他孩子打架

☐ 行为无法预测

☐ 喜欢捉弄别人

☐ 无法遵守纪律

☐ “爱捣乱”

☐ 话说不清

☐ 常发脾气

☐ 无法听完一整篇故事

☐ 常跟人对着干

☐ 很难上床

☐ 急躁易怒

☐ 行事鲁莽

☐ 和同龄人关系不好

☐ 没有耐心

☐ 撒谎

☐ 经常出事故

☐ 尿床

☐ 爱搞破坏

状况严重计2分，状况强度中等计1分，状况不存在计0分。总分不高于11分为正常。如果高于11分，请继续阅读本章剩余内容，进一步了解有效的营养学解决策略。

让人冷静的饮食之道

如果孩子有ADHD，且饮食习惯较差，那么改善的方向就非常明确：您需要详细分析孩子摄入精制碳水化合物、有害反式脂肪酸以及其他问题食物的分量，识别可能缺乏的营养，然后为孩子提供一个能让他们冷静的饮食计划。

糖分请离场

我们在第二章探讨了血糖平衡对精神健康的重要性，并主张低

糖或无糖饮食。精制碳水化合物含量高对任何人都不利，而对于某些孩子来说，吃甜食似乎会促进多动和攻击性行为。从本质上讲，如果您把高能量食物（糖和咖啡因）喂给孩子，那么他们行为失控也就不足为奇。就连所谓“正常”孩子在摄入大量糖分后也会难以控制。不过，多项饮食研究一致认为，多动的孩子比其他孩子摄入的糖分更多，而减少糖分摄入可以使少年犯的纪律处分减半。

有其他研究证实问题并不在于糖分本身，而在于糖分的形式、缺乏总体均衡的饮食以及葡萄糖代谢异常。一项考察了265名多动儿童的研究发现超过3/4的儿童参与者存在葡萄糖耐受异常。换句话说，这些儿童处理摄入糖分的能力不足，更难维持血糖平衡。

总的来说，如果孩子经常摄入精制碳水化合物、糖果、巧克力、碳酸饮料和果汁，而几乎不摄入减缓葡萄糖吸收的纤维素，那么孩子的血糖水平就会持续波动，导致活动水平、注意力、专注力和行为波动剧烈，而这无疑也是ADHD的症状。孩子摄入精制碳水化合物后表现的平静可能只是血糖水平从低血糖状态短暂恢复正常期间大脑（包括控制行为的部分）能量不足的结果。

患有ADHD的孩子对糖分的敏感度似乎特别高，因此建议您剔除所有形式的精制糖分和含糖食品。剔除的内容也包括迅速提供大量糖分的加工果汁和果汁饮料，转而加入全谷物和复合碳水化合物（如糙米和其他全谷物、燕麦、扁豆、豌豆、藜麦和蔬菜），并在全天各个时间段进食——三顿正餐、几顿点心，让血糖缓慢、均匀地升高。

为进一步减慢葡萄糖吸收，应确保孩子的碳水化合物摄入与蛋白质保持平衡。换句话说，孩子每顿饭和每顿点心摄入的蛋白质应为碳水化合物的一半。举例来说，可以让孩子吃一把种子和坚果并搭配一块水果，或者晚餐时用鸡肉或鱼下饭。

补充必需脂肪酸

第三章提到必需脂肪酸对注意力非常重要。这里需要特别提一下欧米伽3脂肪酸，它对许多患有ADHD的孩子有明显的镇静效果。此外，和存在阅读障碍的孩子一样，许多患有ADHD的孩子表现出明显的必需脂肪酸缺乏症状，如过度口渴、皮肤干燥、湿疹和哮喘。

值得注意的是，男孩对必需脂肪酸的需求远高于女孩，患有ADHD的可能性也明显更高——4/5的ADHD患者是男性。研究人员推测，患有ADHD的孩子可能缺乏必需脂肪酸，不仅因为从种子和坚果等食物当中的摄入量不足（这种情况并不少见），还因为他们的必需脂肪酸需求更高、吸收不佳，或者无法将这些脂肪酸有效转化为EPA和DHA，以及将DHA有效转化为对大脑功能非常重要的前列腺素。

因此，大多数引起ADHD儿童出现症状的食物（如小麦、乳制品以及含有水杨酸盐的食物）可抑制必需脂肪酸转化，其中水杨酸盐可抑制必需脂肪酸的转化和利用，这一点相当重要。如果缺乏维生素B_3（烟酸）、维生素B_6、维生素C、生物素、锌、镁等驱动必需脂肪酸转化的维生素和矿物质，必需脂肪酸转化也会受阻。缺锌的情况对ADHD儿童也较为常见。

美国普渡大学的研究证实ADHD儿童存在将必需脂肪酸转化为前列腺素所必需的营养物质摄入不足，且EPA、DHA和AA水平也比非ADHD儿童低。补充这些已经转化完毕的欧米伽3脂肪酸和欧米伽6脂肪酸GLA可以减轻ADHD症状，如焦虑、注意力问题和一般行为问题。

牛津大学开展了一项试验，纳入了41名8～12岁、有ADHD症状和特殊学习困难的儿童，证实了以上必需脂肪酸的价值。接受额外必需脂肪酸补充剂的儿童在12周内即出现行为表现和学习成绩的改善。接下来的案例记录由多动儿童互助小组提供，特别有意义。

案例记录　史蒂芬（6岁）

史蒂芬有多动史，睡眠严重不良，并且经常在家和在校搞破坏。学校给史蒂芬的父母两周时间改善史蒂芬不可理喻的行为，否则就要开除他。史蒂芬的父母联系了多动儿童互助小组，小组建议让孩子使用月见草油。史蒂芬还太小，不能吃胶囊，也不愿意用勺子喝油，所以父母决定每天早晚各涂抹1.5 g的月见草油。学校对此毫不知情，但5天后，老师打电话给史蒂芬的母亲，告诉她自己教了30年书，还从没见过一个孩子的行为改变这么大。

3周后，史蒂芬家停止使用月见草油。1周后，学校的意见又来了。然后，史蒂芬家重新开始使用月见草油，这一回孩子的行为又有明显改善。值得注意的是，往皮肤上抹油远不如口服有效，因为只有一小部分油能进入身体。因此，史蒂芬的案例更加引人注目。

许多孩子不吃富含欧米伽3脂肪酸的食物，可以摄入更多的含油鱼类（野生或有机三文鱼、沙丁鱼、鲭鱼、新鲜金枪鱼）和种子（亚麻籽、蓖麻籽、葵花子、南瓜子或其冷榨油），以此获益。还有一点也很重要，即要把已知会阻碍必需脂肪酸转化为前列腺素的食物（如深度油炸食品）剔除干净，同时补充这种转化过程所需的营养物质（如B族维生素和锌）。

解决过敏反应

就目前研究的方面来看，多动与食物过敏的联结最为清晰。美国乔治城大学约瑟夫·贝兰迪博士研究发现，相比于其他儿童，多动儿童存在食物过敏的可能性高7倍。贝兰迪博士的研究显示，7～10岁的多动儿童当中有56%存在食物过敏检查阳性，“正常”儿童则不足8%。多动儿童互助小组开展的另一项研究发现89%的ADHD儿童对食物色素有反应，而对调味料、MSG、所有合成添加剂、牛奶、巧克力和橙子有反应的ADHD儿童占比分别为72%、60%、45%、50%、60%和40%（关于食品添加剂的更多信息见第六章）。

有很多物质都可能导致行为改变，比如，小麦、玉米、酵母、大豆、花生和鸡蛋。与过敏密切相关的症状有鼻腔问题、黏液分泌过多、耳部感染、面部肿胀和眼周色素沉着、扁桃体炎、消化问题、口臭、湿疹、哮喘、头痛和尿床（关于食物过敏的更多信息见第十三章）。

将含有人造色素、香精和防腐剂的加工和合成食物，以及通过排除性饮食或血液检查确定的“罪魁祸首”食物剔除出去，可以使高达90%的多动儿童获益。也有部分家长称芬戈德饮食（去除所有人造添加剂和天然含有水杨酸盐的食物）有一定作用。

澳大利亚悉尼大学的研究人员考察了86名ADHD儿童，其中3/4对含有水杨酸盐的食物产生不良反应。水杨酸盐可抑制必需脂肪酸的转化和利用，而这些脂肪酸在多动儿童体内的水平往往偏低。然而，许多食物都含有水杨酸盐，比如，梅干、葡萄干、树莓、杏仁、杏、樱桃罐头、黑加仑、橙子、草莓、葡萄、番茄酱、李子、黄瓜和澳洲青苹果，其中许多在其他方面都非常有营养。因此，应将全面剔除这些食物视为次要行动方案，并且必须由营养治疗师仔细计划和监控。

尽管如此，理解低水杨酸饮食对多动儿童的益处后，我们也拥有了一项有用的备选方案。与其极力避免摄入水杨酸盐，不妨只提高必需脂肪酸的摄入量，而这种方法已经实践证明有效。

纠正营养缺乏

到这里我们知道，坚持服用营养补充剂的孩子学业会有明显进步，行为问题也会得到有效缓解。尽管迄今为止的研究并未将ADHD定性为一种纯粹的营养缺乏症，但事实是许多诊断为ADHD的孩子缺乏某些关键营养物质，并且对治疗的反应非常好。

ADHD患者最缺乏锌和镁。事实上，缺乏这两种矿物质的症状与ADHD的表现存在相似之处。举例来说，镁水平低可能会导致孩子焦躁不安、焦虑、失眠、协调能力下降和学习困难（同时IQ正常）。

波兰的研究人员考察了116名ADHD儿童，发现其中高达95%的儿童缺镁，比例远高于健康儿童群体。该研究团队还发现镁水平与症状的严重程度相关。值得注意的是，ADHD儿童补充200 mg镁6个月后，多动的情况明显减轻，但未接受镁补充治疗的对照组儿童情况有所加重。

萨里大学的尼尔·沃德博士提出了一个观点，可以解释ADHD与上述营养缺乏之间的关联。沃德博士研究了530名多动儿童，发现与没有ADHD的儿童相比，ADHD儿童在童年早期接受过多次抗生素治疗的比例显著更高。进一步研究发现，3岁前接受过不少于三次抗生素治疗的儿童体内锌、钙、铬和硒的含量显著低于正常水平。之所以会出现这种情况，可能是因为抗生素对有益的肠道菌群及整体消化健康产生了负面影响（更多信息见第七章）。

剔除有毒物质

除缺乏必需营养物质之外，抗营养物质过量也可能诱发ADHD的症状。举例来说，有一部分ADHD儿童体内铜含量偏高，也有研究表明铝含量偏高与多动之间存在关联。许多有毒元素会耗尽人体的必需营养物质（如锌），可能引发营养缺乏。因此，可以开展头发矿物质分析，识别并排除重金属中毒的情况。这也是整体营养治疗策略的重要一环（更多信息见第六章）。

利他林[1]的崛起

令人遗憾的是，许多多动儿童从未接受过化学、过敏或营养因素的评估，也未得到过针对性的营养治疗。相反，多数医生面对ADHD儿童时，第一反应就是开具容易导致依赖的安非他明类药物（如利他林或专注达）处方，而这两种药物的许多特性与可卡因相似。实际上，纽约布鲁克黑文国家实验室的诺拉·沃尔科夫博士运用大脑成像技术，发现利他林的效应实际比可卡因更强。

尽管研究不断揭示令人担忧的事实，利他林的大规模使用却没有任何减缓的迹象。目前，在美国的一些学校，服用利他林的学生占比高达20%。而研究人员评估其有效性后，却发现利他林对孩子行为弊大于利。截至2004年，英国开具的利他林及类似药物处方已增至36万份，总开销达到1250万英镑，是1999年的两倍，而这仅仅是一种给儿童使用的刺激性药物。目前在美国，服用该药物的儿童超过800万，占6～14岁男孩总人数的10%，着实令人吃惊。

研究认为，利他林等药物之所以能对多动儿童起到镇静作用，是因为这些儿童的大脑当中过滤不重要刺激的部分缺乏去甲肾上腺素（一种神经递质）。纽约州布法罗大学的琼·拜泽尔博士研究发现，尽管人们之前认为利他林只有短期效果，但该药物事实上会引发大脑结构和功能的长期变化，即使在药效结束后也依然存在。

---

1 利他林属国家严格控制的第一类精神药物，除了适应症的治疗外，不能用于其他非医学目的。

美国国际精神病学和心理学研究中心的精神病学专家彼得·布雷金博士对利他林抱有公开的批评态度。布雷金指出，该药物不仅对ADHD儿童毫无助益，反而可能通过降低血流量来损害儿童的大脑发育。他表示："利他林并不能解决生化失衡的问题，反倒引发了生化失衡。"他还进一步宣称，为维护药品销售的巨额利润，有关方面正在限制对利他林药效的负面研究报告。

如果再考虑到美国缉毒局列出的利他林的副作用，上述情况实在令人不安。除开血压升高、心率加速、呼吸加快和体温升高外，服用利他林的人群还可能出现食欲减退、胃痛、体重下降、生长迟缓、面部抽搐、肌肉颤抖、亢奋、紧张、易怒、烦躁、失眠、精神病发作、暴力行为、妄想症、幻觉、异常行为、心律不齐、心慌、心理依赖甚至死亡。

此外，利他林的效果也并不持久。美国国立卫生研究院认为，利他林不存在可以长期改善学习成绩的证据。更令人担忧的是，接受利他林或其他刺激性药物处方的儿童之后更容易形成吸烟和滥用其他刺激性物质（如可卡因）的成瘾行为。简而言之，请勿为您的孩子接受这些药物的处方。

考虑到利他林可能会影响大脑的去甲肾上腺素缺乏状况，有一点应引起注意：镁对促进去甲肾上腺素的合成非常关键。实际上，大多数儿童开始每日补充500 mg镁后，只需三周左右就可停用利他林。不过，虽然孩子每天服用200 mg镁非常安全，但我们并不建议加大剂量，除非有营养治疗师的指导。其他参与去甲肾上腺素合成的营养物质包括锰、铁、铜、锌、维生素C和维生素B_6，其中许多也参与必需脂肪酸的正常代谢。

尽管您可以自己完成很多工作，但ADHD是一种复杂的疾病，非常需要有资质的专业人员进行监督和治疗，为孩子制定正确的营养策略。孩子的补充剂需求必须具体情况具体分析，并且应该遵循最健康的饮食。虽然可能需要3到6个月才能看到实质性改变，但家长可能很快发现孩子的多动行为总体上有所减少、注意力有所提高。孩子开始感觉良好、表现更好之后，家长和老师要给他们积极的反馈，鼓励他们长期坚持营养计划，而这才是实现最佳结果的真正方法。

总　结

要为存在ADHD的孩子提供支持，您需要：

- 遵循第一篇有关营养物质、糖分、必需脂肪酸和抗营养物质的指南。
- 检查潜在的食物过敏原，如小麦、乳制品、酵母、大豆、巧克力、橙子和鸡蛋。

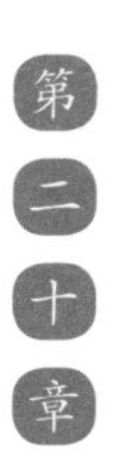

自闭症谱系：走出阴影

很少有疾病像自闭症一样神秘。所谓“自闭症谱系”涵盖了从无法开口说话、无法与人交往，到阿斯伯格综合征等高功能自闭症的各种情况。自闭症谱系的范围之广令人震惊。举例来说，现在有观点认为，爱因斯坦和牛顿——两位对人类自然科学作出卓越贡献的科学家——都有阿斯伯格综合征。

前面提到的相互重叠的情况（阅读障碍、运动障碍以及ADHD）在自闭症患者当中也比较常见。因此，有一些观点认为，这三种情况其实属于自闭症谱系功能最高的表现形式。然而，自闭症的确是一种独特的疾病，拥有特殊的症状，具体包括语言困难、肢体姿态或手势异常、难以理解他人情感、感官和视觉误解、恐惧和焦虑，以及强迫、痴迷行为和固定动作等异常行为。重度自闭症患者也常见癫痫和抽搐。

美国州级发展服务部的统计数据表明，从1987年至1999年，自闭症的发病率翻了3倍以上。英国的数据表明，过去约十年内，自闭症病例的数量增加了3～10倍。尽管过去的自闭症大都“出生就有”或在出生后6个月内发现，但过去10年间，“迟发型”自闭症病例在英美两国都显著增多，且通常在2岁时被诊断出来。英国国家自闭症协会的数据表明，当前的自闭症发病率可能达到1%。

上述情况强烈表明存在一些新的因素，正在引发这种疾病的悄然流行。可能的罪魁祸首包括饮食、疫苗接种以及胃肠问题，而这些问题在儿童当中的发生率也大幅增加。

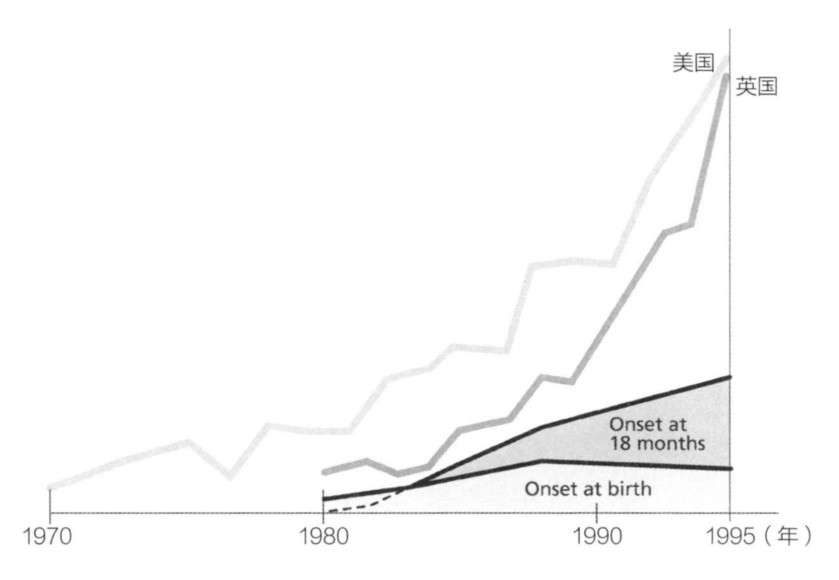

美国和英国的自闭症病例正在增多，右下角显示自闭症出现时间的变化情况。

案例记录　安德鲁（6岁）

安德鲁在两岁半时被诊断出自闭症，耳朵经常感染，非常挑食，只吃两种食物——鸡块和薯条。检查发现安德鲁对多种食物过敏，且镁的水平偏低，饮食分析还显示安德鲁摄入大量糖分。在减糖、补镁、排除过敏的食物之后，安德鲁的状况有了明显变化。仅仅几周过后，安德鲁的父母和身边人就注意到他更开朗了，笑容更多了，也更亲近人了。他的耳朵不再发炎，对食物的选择也丰富了许多。

揭秘自闭症

和所有类似的疾病一样，对自闭症儿童而言，我们需要关注它是“遗传”的，还是缘于儿童的饮食习惯或环境因素。男性的自闭症发病率是女性的四倍。自闭症儿童的父母及兄弟姐妹往往更可能对牛奶或麸质过敏，或者存在肠易激综合征等消化问题、高胆固醇、夜盲症、对光敏感、甲状腺疾病或癌症。非母乳喂养也会提升患自闭症的风险。乍一看，似乎自闭症儿童遗传了某些生理不平衡的因素。然而，有另一种可能性可以解释上述情况：家庭成员都存在相同的生化失衡和饮食习惯，因此缺乏同样的营养物质。

考虑到自闭症与阅读障碍、运动障碍和ADHD的重叠性，之前讨论的所有因素对治疗自闭症都有一定的意义。因此，如果孩子患有自闭症，您就需要帮助孩子维持血糖平衡，查明是否存在对大脑有害的重金属，剔除食品添加剂，确认食物过敏的情况，纠正消化问题和可能的营养物质缺乏，并确保摄取足量的必需脂肪酸。越来越多的证据表明，这些方法可以对自闭症儿童产生重大影响。

营养物质缺乏

20世纪70年代以来，我们就了解营养学策略可以助力自闭症治疗，这主要归功于加州圣地亚哥儿童行为研究所伯纳德·利姆兰博士的开创性研究。利姆兰博士证明补充维生素B_6、维生素C和镁可以显著改善自闭症儿童的症状。他在1978年的一项早期研究中发现，16名自闭症儿童当中有12名在使用维生素后症状有所改善，而改用安慰剂后，受试者的病情有所加重。

在利姆兰的研究之后数十年，许多研究人员也得到了类似的积极结果，但也有一些研究对部分营养物质未能得到一致结论。例如，法国一项针对60名自闭症儿童的研究发现，受试儿童同时使用维生素B_6和镁后症状有显著改善，但只补充其中任意一种营养物质时却不存在获益。所以说，正确调整营养物质的平衡非常重要，而这种平衡很可能因人而异。

维生素B_6可能助益颇大，部分原因是许多自闭症或学习困难的孩子体内有一种遗传基因，会导致一种名为HPL（胎盘生乳素）的化合物经尿液排泄的浓度偏高，进而造成缺锌和缺乏维生素B_6。所有自闭症谱系疾病患儿都应接受尿液HPL筛查，可以通过简单的尿检（见相关资源）完成。然后，可以适当补充维生素B_6和锌，以此助力自闭症儿童症状获得明显改善。

缺乏对的脂肪酸

自闭症患者普遍缺乏必需脂肪酸。英国斯特灵大学的戈登·贝尔博士研究指出，部分自闭症儿童存在酶功能缺陷，导致脑细胞膜上去除必需脂肪酸的速度快于正常人。也就是说，相较一般儿童，自闭症儿童需要的必需脂肪酸摄入量可能更高。研究发现，补充EPA可以使该酶的活性作用速度减慢，从而改善自闭症儿童的行为、情绪、想象力、自发语言表达、睡眠模式和专注力。

与维生素A的关联

美国弗吉尼亚州里士满的儿科医生玛丽·梅格森认为，许多自闭症儿童同时缺乏维生素A。之前已经提到，维生素A（视黄醇）对视力以及肠道和大脑产生健康细胞至关重要。不可否认，许多自闭症儿童的消化道存在问题，但维生素A又与自闭症有什么关系呢？

维生素A的最佳来源是母乳、有机肉类、牛奶脂肪、鱼类和鱼肝油，但我们并不常吃这些食物。相反，我们常常接触到配方奶粉、强化食品以及多种维生素补充剂，其中很多都含有其他形式的视黄醇（如棕榈酸视黄醇），效果并不如鱼类或动物源的视黄醇。于是，梅格森医生开始思考，如果自闭症儿童的天然维生素A摄入不足，可能会有什么影响。

梅格森的研究发现，天然维生素A摄入不足不仅可能影响消化道的完整性，进而可能导致过敏，同时也会影响自闭症儿童的大脑发育，影响这类儿童的视力。自闭症儿童存在大脑发育差异和视力缺陷，梅格森医生据此推测，视力缺陷可能是一项关键线索，因为缺乏维生素A会导致黑白视觉差，而这是自闭症儿童经常出现的现象。

一个黑白视觉受损的人看不清阴影，也就无法感知三维空间，进而导致理解他人面部表情的能力受损，而这可能可以解释部分自闭症儿童往往避免直视他人的情况。相反，自闭症儿童可能会斜着看人，这种表现长期以来都被误解为社交能力差，但实际上，斜眼看人可能是他们看人面部表情的最佳方式，因为眼睛边缘的黑白光感受器比眼睛中间的多！

毋庸置疑，实践才是检验真理的唯一标准。梅格森博士的报告指出，只需提供含有天然、不添加维生素A的鱼肝油，就能迅速且明显地改善自闭症症状。梅格森发现，开始服用鱼肝油一周后，参加研究的自闭症儿童就有显著改变。我们曾建议一名7岁的阿斯伯格综合征患者服用鱼肝油，患者的母亲表示："按您的建议吃鱼肝油两周后，孩子与他人的眼神接触好多了。"虽说必须注意这种脂溶性维生素的摄入总量，但维生素A无疑是一条值得探索的治疗途径。

通常来说，自闭症患者常表现出对食物极端的自我控制，由此进一步加重了营养物质缺乏的情况。自闭症儿童经常拒绝食用混在一起的食物、只吃干食或某种特定颜色的食物或者存在口腔过敏，令改善自闭症儿童的饮食极其困难。我们会在第四篇的内容当中告诉您如何逐步作出改变，即使现实情况困难重重，也请不要灰心。好消息是，只要孩子取得了一丁点进步，就往往更愿意尝试新食物。

过敏——不良物质的侵袭

除了上述可能存在的营养缺乏外，自闭症的主要影响因素还有不良食物，以及因为消化吸收问题进入血液，从而进入大脑的化学物质。家长发现孩子改变饮食后出现大幅改善，是认识到饮食干预重要性的主力军。之前已经提到，部分食物和物质对许多儿童存在负面影响，具体包括：

- 含有麸质的小麦和其他谷物
- 含有酪蛋白的牛奶和其他乳制品
- 柑橘类水果
- 巧克力
- 人工食用色素
- 对乙酰氨基酚
- 水杨酸盐

最直接的证据显示，与自闭症有关的食物主要有小麦和乳制品，以及它们含有的特定蛋白质（麸质和酪蛋白）。这些蛋白质的消化难度大，如果在婴儿时期摄入过早，可能导致过敏反应。这些蛋白质的片段（即肽）可以对大脑产生重大影响。实际上，肽可以模拟身体自身含有的天然化学物质，从而直接作用于大脑，也可以使分解这些天然化学物质的酶失去活性。无论是哪种情况，最终结果都是大脑的化学活动增强，引起所谓“自闭症”的多种症状。英国桑德兰大学自闭症研究小组的研究人员发现，这些肽在自闭症儿童的血液和尿液中含量偏高。

肠道感应

要理解为什么这些常见的食物会对敏感个体造成如此巨大的危害，我们就需要探究它们通过肠道进入身体的方式。之前已经提到，肽（即外啡肽）来源于未完全消化的蛋白质，特别是含有麸质和酪蛋白的食物。其中一种名为IAG的肽源于小麦当中的麸质，而80%的自闭症患者都检出了IAG。因此，首要问题就在于蛋白质消化不良，而缺锌和缺乏维生素B_6可能加重这个问题，因为这两种营养物质是胃酸正确合成和蛋白质正确消化所必需的。然而，正如前文所述，尿液含有HPL的自闭症儿童常常缺乏这两种营养物质。

可是，部分消化的蛋白质碎片是怎样进入血液的呢？缺乏维生素A无疑是一大原因，但可能还有其他影响因素。许多自闭症儿童的家长称，孩子1岁前因耳部或其他感染反复或长期接受抗生素治疗，然后就诊断出自闭症。我们在第七章中解释了广谱抗生素可以杀灭肠道的好菌和坏菌，从而削弱肠道壁，可能导致所谓的“肠漏症”，即一些本不应该通过肠道壁吸收的大分子（其中就可能包括外啡肽）经肠道吸收。

伦敦皇家自由医院的安德鲁·维克菲尔德医生研究了60名存在胃肠症状的自闭症儿童，发现与无自闭症且有类似消化问题的孩子相比，自闭症儿童的肠道病变更多。事实上，超过90%的自闭症儿童存在感染导致的慢性肠炎。因此，对自闭症儿童而言，恢复肠道健康至关重要。您可以从易到难，补充消化酶，提供益生菌，以此恢复肠道菌群的平衡。这两种措施都有助于修复消化道，促进正常吸收，并且对自闭症儿童已经取得了积极效果。益生菌也可以协助孩子消化外啡肽，避免将其吸收。

L–谷氨酰胺这种氨基酸对恢复消化道的完整性也非常有用。不过，部分自闭症儿童无法在体内处理谷氨酰胺，导致氨的水平过高。因此，如果您打算尝试补充谷氨酰胺，请务必在专业营养治疗师的指导下进行。

剔除小麦和乳制品

为孩子额外补充营养非常重要，但剔除任何可能导致问题的食物也同样重要。家长从自闭症孩子的饮食当中剔除酪蛋白（乳制品的蛋白质）和麸质（小麦、大麦、黑麦和燕麦的蛋白质）后，孩子的症状大幅改善，这样的个案报告屡见不鲜。然而，有害的肽需要一定的时间才能从血液和大脑当中消除，因此这种策略可能需要一段时间才能见效。

美国佛罗里达大学医学和生理学教授罗伯特·卡德发现，随着血液中肽水平的下降，自闭症症状也减少了。他表示："如果（肽水平）能够降到正常范围，那么症状通常就会得到显著改善。"但是，要达到这个目标，您就需要帮助孩子严格遵守无麸质、无酪蛋白饮食的原则。

如果决定尝试这种方法，我们建议您慢慢来，逐步减少食物，首先剔除乳制品（酪蛋白），然后等三周，再剔除小麦、黑麦、大麦和燕麦（麸质）。孩子一开始可能会有"戒断期"，症状可能暂时恶化。如果恶化严重，您可能需要放慢剔除食物的速度。不过好消息是，减少或剔除这些可能导致过敏的食物后，孩子尝试新食物的兴致会快速提高。

请为孩子编写食物日志，记录孩子吃的食物、行为和症状，这样可以帮助您确定孩子对哪些常见食物（如柑橘类水果、巧克力、人造食用色素、水杨酸盐、鸡蛋、番茄、鳄梨、茄子、红椒、大豆或玉米）敏感。不过请记住，这些食物大都含有有益的营养成分，所以您要替换这些食物，而不仅仅将其剔除。您需要清楚了解哪些食物含有麸质或酪蛋白，因此这个过程最好在营养治疗师的指导下进行（见相关资源）。

• 追踪麸质和酪蛋白 •

麸质可见于小麦 [以及其变种和杂交品种，如斯佩尔特小麦、小黑麦和卡穆特（呼罗珊小麦）]、燕麦（与小麦的麸质类型不同）、大麦和黑麦。也就是说，您需要剔除大部分的面包、饼干、蛋糕、意大利面、早餐麦片、干小麦、北非小米、比萨、皮塔饼、卷饼、薄饼、馕、鸡蛋面、酥饼、贝果、奶酪面包、方便面、馅饼、香肠、即食餐和加工食品。要仔细查看食品配料，避免食用含有面粉、糠、麦片、改性淀粉或小麦淀粉的产品。多数替代品是大米或玉米制成的，如无麸质的面包、意大利面、麦片、饼干、脆饼、蛋糕和棒状食品，健康食品店和部分超市均有售。

酪蛋白可见于所有乳制品，包括牛奶、黄油、奶酪、酸奶、冰激凌和牛奶巧克力。某些情况下，孩子对山羊奶和绵羊奶的耐受性更好，但您可能也需要剔除这些食物。尝试食用市场有售的多种大豆替代品，包括豆浆、大豆乳酪、酸奶和冰激凌。不过，大豆本身也可能不太好，因为有些人可能对大豆过敏，所以不要过度依赖大豆。如果怀疑孩子可能存在大豆不耐受，那么可以尝试食用大米和其他无麸质谷物制成的替代品，健康食品店都广泛有售。

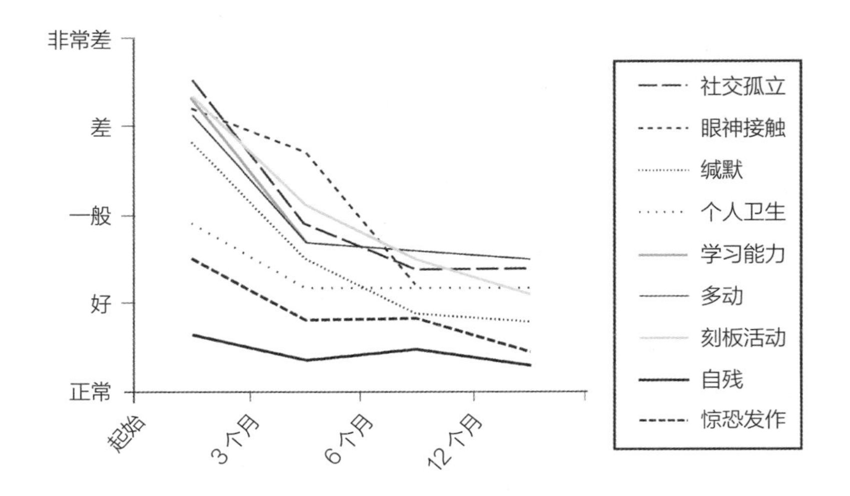

采用无麸质、无酪蛋白饮食12个月后，70名自闭症儿童的症状有所改善。

努力排毒

肽也可能损害肝脏，以此影响自闭症儿童。肝脏是专门的解毒器官，负责消除有害化学物质的毒性，并分解激素和神经递质。肝脏可以通过硫酸化过程令许多过量的、影响情绪和行为的神经递质失活，从而维持大脑的平衡。然而，95%的自闭症儿童经硫酸化得到的硫酸盐水平偏低，可能无法控制这些神经递质的水平。此外，硫酸化水平的下降也会影响自闭症儿童胃肠道表面的黏蛋白，令肠道的渗透性更强，诱发炎症性肠病。发生炎症性肠病后，肽可以进入血液，从而降低硫酸盐的生成，形成恶性循环。

亚硫酸盐氧化酶影响硫酸盐的生成，而自闭症儿童的亚硫酸盐氧化酶水平通常较低。这种酶需要充足的钼才能正常发挥功能，所以补钼可能有一定的作用——约有20%的自闭症儿童对钼补充剂反应良好。此时，一种名为MSM（甲基磺酰甲烷）的高效硫源也可能有用。建议您咨询有资质的营养治疗师，了解MSM的剂量问题。

尝试对肠道解毒也有一定的作用。自闭症儿童经常存在肠道菌群失衡的问题。也就是说，自闭症儿童的肠道往往存在过多的有害微生物，包括细菌、酵母菌、真菌和寄生虫。使用制霉菌素等抗真菌药物可能带来显著改善，但请注意，孩子的症状经常先恶化、再改善。其他药效相对较弱的抗真菌药物（如来自椰子的辛酸、活性炭和布拉氏酵母菌）也可能在不引发严重反应的情况下达到同样的效果。

然而，我们强烈建议您不要独自采取上述任何行动。请务必咨询营养治疗师，获得为您和您的孩子量身定制的解毒计划（见相关资源）。

大讨论：MMR和自闭症

MMR疫苗（麻腮风三联疫苗）是否会引发自闭症，这个问题在社会上引起了广泛的讨论。官方立场是到目前为止，没有强有力的证据表明儿童自闭症与接种MMR疫苗存在直接联系。医学界最希望儿童接种疫苗，因为不接种疫苗会增加流行病的风险。但是，伦敦皇家自由医院安德鲁·维克菲尔德医生的研究只不过首次提到了这一问题，虽然不容忽视，但得出明确结论还为时尚早。

我们还是需要了解一下维克菲尔德医生究竟持什么观点。他认为：“尽管MMR从任何角度来看都不是导致自闭症的原因，但在遗传上具有罹患哮喘、湿疹以及食物过敏或不耐受倾向的孩子（可能还伴随肠道菌群失衡，真菌过度生长，以及缺乏维生素、矿物质和必需脂肪酸）却面临罹患MMR的风险。对这些孩子而言，MMR可能是压垮骆驼的最后一根稻草，使正常的儿童发育平衡倒向退行状态。”

对大多数孩子来说，接种MMR疫苗不太可能有什么问题。尽管如此，让孩子同时受到麻疹、腮腺炎和风疹三种疾病的免疫攻击究竟会带来什么后果，没有人能完全说得清楚。自然状态下基本不可能同时染上这三种疾病，因此只选择单一疫苗的家长在逻辑上也自洽，对免疫系统较弱的儿童尤其如此。对营养不良、缺乏必需脂肪酸以及容易出现食物过敏、感染或肠道问题的孩子来说，三联疫苗可能就是最后一根稻草。

退一步讲，有没有反对使用MMR疫苗的明确证据呢？首先，有研究显示，母亲在怀孕前短时间内或生育后立即接种活病毒疫苗（特别是MMR或风疹疫苗）时，子女的自闭症发病率较高。其次，自闭症可以分成两大类：一类从出生时就表现出自闭症特征，另一类在18个月或更晚的时候才开始出现症状。在20世纪80年代中期MMR疫苗广泛使用之前，18个月发病的自闭症并不常见。而自那以后，这类自闭症的发病率显著上升。

美国圣地亚哥儿童行为研究所的伯纳德·利姆兰博士认为，问题可能并非缘自疫苗本身，而是缘自多种多剂量装儿童疫苗当中使用的防腐剂。2001年以前，许多疫苗都使用硫柳汞防腐剂，而这种防腐剂含有大量的汞。因此，每次接种疫苗时，儿童的汞暴露量都远超美国联邦政府的安全指南要求，并且疫苗接种完毕的孩子总共接受的汞可能高达187.5 μg，足以导致重金属中毒。

众所周知，汞能抑制分解麸质和酪蛋白的酶，可能令孩子更易对小麦和牛奶过敏。因此，疫苗含有的汞可能触发一系列反应，引发了自闭症儿童常见的食物过敏。

还有一项发现加强了自闭症和MMR的联系：许多自闭症儿童的肠道存在麻疹抗体。这种情况类似于慢性感染，可能表明MMR令麻疹病毒得以在体内持续存在。维生素A是身体抵抗麻疹病毒的重要帮手，而梅格森的研究（见第228页）表明：许多自闭症儿童缺乏这种关键营养物质。

因此，尽管目前还下不了定论，但多次接种疫苗、过敏反应、毒素过量和营养缺乏等因素都可能导致晚发型自闭症，尤其是这些因素的组合，可能会搅乱孩子的肠道和大脑。

要不要接种疫苗？

儿童接种疫苗这一话题内容丰富而复杂，足以单独成书。我们推荐您阅读理查德·哈弗森博士的著作《疫苗的真相》（详见推荐阅读）。哈弗森博士是英国的全科医生，他对这个话题开展了深入研究，并给出了一种中肯且科学的观点。

对抗自闭症的天然方法

最佳营养的策略可能执行起来相当艰巨，但它对自闭症儿童的效果远好于现有的药物，且没有副作用。该策略包括修复消化道，避免摄入酪蛋白、麸质以及其他已知的过敏原，保持健康饮食，并补充有助于消化、吸收、肝脏解毒、免疫系统和大脑的营养物质。

至于利他林这样的药物，一般不推荐用于治疗“典型”自闭症，除非自闭症还伴有ADHD。一项调查研究询问了8700名家长对药物和其他干预措施效果的评价意见，结果表明，虽然利他林的处方最多，却仅有26%的家长称孩子的状况有所改善，反而有46%的家长称孩子服用利他林后情况恶化。该研究当中效果最好的药物是抗真菌药制霉菌素，但也只有49%的服用者获得了助益。

癫痫发作、惊厥与癫痫

重度自闭症儿童可能更易患癫痫。尽管并不十分常见，但“更广义”的自闭症谱系患者——包括ADHD、阅读障碍以及运动障碍患者——也可能出现癫痫发作或惊厥。惊厥的持续时间从几秒钟到几分钟不等，是大脑的化学过程暂时失衡，导致神经元活动速度大于常态、强度猛然增加造成的。

神经问题（如大脑损伤、中风、感染以及相对罕见的肿瘤）都可能导致惊厥。压力过大以及惊恐发作可能导致惊厥，心脏疾病（特别是心律不齐）以及血糖问题也有可能。无论原因如何，惊厥表明大脑存在失衡，因此要处理这种情况，可以从确保大脑拥有最佳的营养摄入开始。

许多研究指出，癫痫或惊厥患者常常缺乏某些营养物质，通常包括叶酸、锰、镁、必需脂肪酸和维生素D。

对抗惊厥的营养物质

B族维生素 惊厥会耗尽叶酸，表明叶酸参与了惊厥的相关过程。讽刺的是，苯妥英、扑米酮和苯巴比妥等抗惊厥药会进一步消耗叶酸。

将苯妥英等药物与叶酸结合使用，药效比单独使用药物更好。有一项研究给予癫痫患者苯妥英，同时给予叶酸或安慰剂。一年后，只有同时服用叶酸的患者报告癫痫发作次数显著减少。然而，叶酸可能是一把“双刃剑”。一些没有对照组的研究表明，补充叶酸可能会引起少数人的癫痫发作。不过，多项对照研究并未确认这一结果，表明这种情况一定非常罕见。您可以在医生的指导下尝试补充叶酸，但不要期待效果立竿见影。

另外，您也可以补充维生素B_6，并且大剂量补充维生素B_6可以产生几乎立竿见影的效果。日本在20世纪80年代首次研究确定了维生素B_6治疗儿童癫痫的作用。超半数患有“婴儿痉挛”的儿童对补充维生素B_6的反应非常积极，但该研究使用的剂量相当高，也有一部分参与者确实出现了副作用。

德国海德堡大学近期开展的一项研究给予17名儿童高剂量的维生素B_6（每天300 mg/kg），发现其中5人的病情在两周内缓解，四周后所有患者的癫痫发作基本停止，并且未观察到严重不良反应。主要的副作用是胃肠症状，减小剂量后症状随即消失。

锰、镁、锌 锰对大脑的正常功能非常关键。迄今为止，共有四项研究表明锰水平低与癫痫存在关联：可能有高达1/3的癫痫儿童存在锰水平偏低的情况。

《美国医学会杂志》发表的一项研究发现，一名血锰水平仅为正常值一半的儿童对任何药物治疗都没有反应，但补锰后即出现癫痫发作次数减少，语言和学习能力也有所提升。营养医学先驱卡尔·普菲弗医生首次报道用锰成功治疗癫痫的案例。我们在大脑生物中心经常发现癫痫或惊厥患者缺锰。开始补锰后，很多患者的癫痫发作次数减少，甚至完全消失。

种子、坚果、谷物和热带水果（如香蕉和菠萝）都是锰的主要来源。茶的锰含量很高，但鉴于茶有刺激性，我们总体上不推荐儿童饮用。

如果孩子患有癫痫或惊厥，那么您还应该关注镁。镁对神经和大脑的正常功能至关重要，许多研究也发现癫痫患者往往镁水平偏低，并且补镁可以减少癫痫的发作次数。甚至有研究发现，对动物注射镁可以立即抑制惊厥。

补镁对“颞叶”癫痫的患者特别有效，这类患者在癫痫发作前会出现幻听或者幻嗅。这是一个好消息，因为这类癫痫患者往往对传统抗惊厥药物反应不佳。此外，如果孕妇在怀孕期间缺锰，孩子出生时即患癫痫的可能性更大。

最后，检查锌的水平也非常重要，因为癫痫儿童的锌水平可能较低，而抗惊厥药物可能进一步消耗锌。还有数据显示，高铜低锌可能增加癫痫发作的概率。理想情况下，人体的锌摄入量是铜的十倍。锌也是维生素B_6的重要合作伙伴，可以将维生素B_6（吡哆素）转化为活性形式5-磷酸吡哆醛。少数对极大剂量维生素B_6有不良反应的儿童如果同时补锌，可能就不会出现不良反应。

事实上，维生素或矿物质的大部分不良反应都是在当作药物服用、超大剂量摄入，同时没有其他营养物质补充的情况下出现的。这种摄入方式完全忽视了协同作用的原则，即多种营养物质相互协同可以放大彼此的作用。因此，如果孩子出现痉挛、抽搐或癫痫，我们强烈建议您咨询营养治疗师，进行全面的营养检查。

全面的营养检查应包括头发和血液分析，检测锰、镁、锌以及叶酸的水平，最好采用红细胞检查镁和叶酸的水平。根据实际的检查结果，营养治疗师可以确定尝试上述营养物质的大剂量具体组合方式，同时补充基本的多种维生素。

全面的健康饮食和补充剂计划对癫痫儿童特别重要，原因在于其他营养物质（如维生素B_1、硒和维生素E）也可对癫痫患者的精神健康产生积极影响。

维生素D　维生素D缺乏可能导致癫痫发作，而癫痫药物也可能加重维生素D缺乏。维生素D帮助身体吸收钙，所以缺乏维生素D可导致严重缺钙，而严重缺钙的症状之一就是癫痫发作。某些抗惊厥药物会干扰体内的维生素D代谢，引起或加重维生素D缺乏。然而，关于这个话题的研究不多，只有一项先导性研究显示，补充维生素D可以减少癫痫发作。因此，在获得更多信息之前，如果您的孩子存在癫痫发作或正在使用抗惊厥药物，我们都建议您检查孩子的维生素D水平。维生素D的最佳来源是阳光，但英国一年到头能见到阳光的时间并不算多。所以说，如果孩子维生素D的水平偏低，就需要服用相应的补充剂。如果孩子严重缺乏维生素D，就可能需要在营养治疗师或儿科医生的监督下使用较高剂量的补充剂。

必需脂肪酸 癫痫研究的一大热点就是缺乏必需脂肪酸产生的影响。许多人都缺乏欧米伽3脂肪酸。事实上，有相当大一部分的癫痫患者也很可能缺乏该必需脂肪酸。有证据表明，补充必需脂肪酸可以减少惊厥的发生。

有一项研究按1:4的比例给予癫痫大鼠欧米伽3和欧米伽6必需脂肪酸。三周后，存在癫痫发作的大鼠数量减少84%，如有发作，时间也通常极短——总的来看，癫痫发作的持续时间减少了97%。研究团队认为，必需脂肪酸可以积极稳定脑细胞间的信号，由此产生了这个结果。

欧米伽3脂肪酸对人类也有效。以色列卡拉尼特智障儿童研究院的研究人员给癫痫儿童每日服用3 g欧米伽3脂肪酸，持续服用6个月，结果发现癫痫发作的次数和严重程度都大大降低。

多年以来，人们普遍持有这样一个未经证实的观点：补充欧米伽6脂肪酸可令癫痫发作的风险升高。然而，英国帝国理工学院的巴桑特·普里教授近期对现有证据作了综述，得出的结论却恰恰相反。欧米伽6必需脂肪酸对癫痫患者不仅安全，还可能有助于减轻癫痫发作。

氨基酸、磷脂和草药 我们在第一篇讨论过许多“大脑的食物”，例如磷脂酰胆碱和必需脂肪酸，而它们也对易出现癫痫发作的儿童有所助益，对大脑的“主要调谐器”SAMe和TMG也可能有所帮助（更多信息见第十八章）。对一名长期存在学习障碍、正在服用抗惊厥药物，但每周仍有大约17次癫痫发作的22岁男性开展的研究发现：补充DMG（二甲基甘氨酸）效果明显。开始每日服用两次90 mg DMG，一周后，该男性的癫痫发作次数降至每周三次。研究期间共停用DMG两次，之后该男性的癫痫发作频率都会明显增加。

牛磺酸是一种能安抚神经系统的氨基酸，可能也有一定的益处。动物研究发现，牛磺酸在大脑癫痫活动最活跃的部位浓度较低，而补充牛磺酸后可以获得明显、有选择性和持久的抗惊厥效果。

不过，效果最突出的氨基酸无疑是GABA（γ-氨基丁酸）。它是一种神经递质，是大脑的和平使者。抗惊厥药物有效的一种可能机制便是阻断兴奋性神经递质谷氨酸的活性、促进抑制性神经递质GABA的活性。

然而，如果没有医学监督，则要谨慎补充GABA以及大剂量牛磺酸。这主要是因为动物研究表明，容易出现癫痫小发作（看起来“游离在外”，眼神空洞）的大鼠有时体内的这两种氨基酸含量过高。

DMAE（二甲基氨基乙醇）对大脑有益，可能有一定作用，但需要谨慎服用。虽然DMAE对许多ADHD儿童有极大帮助，但一小部分人可能会受到过度刺激，因此有狂躁倾向或癫痫病史的儿童最好在营养治疗师的指导下谨慎使用DMAE。

长春西汀是一种长春花提取物。据俄罗斯研究人员发现，长春西汀可能可以缓解癫痫发作。长春西汀可以改善神经元的能量合成、扩张血管，使葡萄糖和氧气更易到达大脑、利用更高效。有理论认为癫痫发作是大脑的葡萄糖或氧气供应波动造成的，这也可能解释了长春西汀的效果。

因此，如果孩子容易出现癫痫发作、惊厥或癫痫，且尚未接受营养治疗师的检查，那么您的希望还很大。

总结

如果孩子有自闭症，您可以：

- 遵循第十一章和第十九章末尾给出的建议。
- 完全不让孩子吃麸质和乳制品，用已有的替代品替换，并且在营养专业人员的指导下检查可能存在的其他食物敏感情况。
- 每天让孩子吃鱼肝油、维生素B_6、镁、锌、维生素C、钼和高浓度益生菌补充剂（至少含40亿个微生物）。
- 让营养治疗师检查孩子的尿液HPL，如果有，将锌和维生素B_6加入上述补充剂方案。
- 如果孩子免疫系统较弱，或者您怀疑存在营养不良、必需脂肪酸偏低、易患食物过敏、感染或肠道问题，则在接种MMR疫苗时考虑接种单剂疫苗（如有）。另外，先和营养治疗师一起解决这些问题，然后再让孩子接种三联疫苗。

如果孩子存在癫痫发作、惊厥或癫痫，您可以：

- 平衡孩子的血糖水平，检查食物过敏情况。
- 检查孩子的维生素和矿物质水平。如果孩子的叶酸、维生素B_6、镁、锰、锌和维生素D水平低，可以作出适当补充。
- 确保孩子摄入足量的必需脂肪酸，获取来源可以是种子、鱼和鱼油。
- 对大脑有益的其他营养物质和草药（氨基酸、磷脂酰胆碱、DMAE、牛磺酸和长春西汀）可能有一定作用，但最好在专业人士的指导下补充这些物质。

第四篇

实践行动

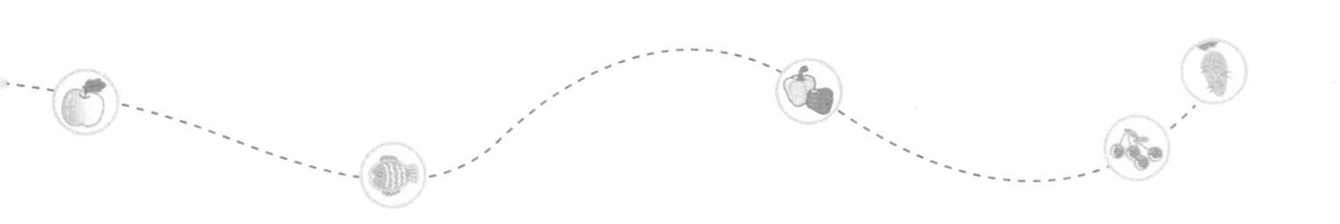

现在您应该已经了解了最佳营养对孩子的重要性。那么，如何把这一理念真正落实呢？本篇将为您详细讲述如何在孩子从婴儿到青少年的各个阶段给予孩子正确的饮食。您会学到许多实用的技巧和方法，帮助孩子始终拥有正确的饮食，同时帮助您选择合适的补充剂。

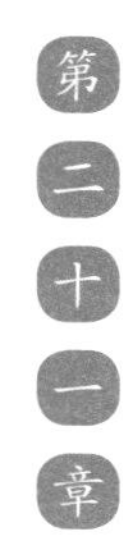

赢在起跑线

在理想情况下，孩子的最佳营养从您自身开始。在怀孕之前、整个孕期及哺乳期间，母亲如果获得了最佳营养，孩子就赢在了起跑线。

在刚出生后最关键的几个月里，母乳是维持孩子身心健康的最佳选择。良好的饮食习惯应从断奶开始培养，此时您的主要目标应是预防食物过敏，并确保孩子对各种健康食品产生良好的口感。

上佳的婴儿喂养方式

母乳喂养天生就是最佳的婴儿喂养方式。母乳喂养的婴儿总体更健康，长大后对过敏反应的易感性更低，患有感染和自身免疫疾病的风险也更低，而且更聪明！近期在全世界开展的一系列研究表明，母乳喂养的婴儿IQ比配方奶喂养婴儿的高6～10个点。

之所以出现这种情况，可能是因为母乳天然含有的DHA（一种欧米伽3脂肪酸）较高。之前已经提到，DHA对大脑发育至关重要，而且婴儿接受母乳喂养的时间越长，进入成年时的智力就越高。这些孩子智商更高的另一个原因很可能是母乳的脂溶性维生素更易吸收。

巴西的一项研究发现，176名母乳喂养的婴儿当中，只有一个婴儿的维生素E水平不足，而牛奶奶粉喂养组维生素E不足的占比超过一半。另一项研究显示，母乳的维生素D含量比配方奶粉更高——不是随便哪一种维生素D，而是一种高效防止佝偻病的特殊维生素D。佝偻病患者的骨骼无法正常发育，而令人惊讶的是，这种疾病在英国的发病率正在上升。母乳的益脑矿物质含量也比大多数配方奶粉高。

母乳喂养也有助于打造健康的肠道菌群。有一种叫作双歧杆菌的有益肠道细菌只在母乳当中存在，可以防止有害细菌侵入婴儿肠道。双歧杆菌的作用非常重要，不仅可以预防绞痛、湿疹和哮喘，还可以预防食物过敏（详见第十三章）。

母乳喂养的婴儿肥胖率也较低。一项考察了32000名3～4岁苏格兰儿童的研究发现，与配方奶粉喂养的孩子相比，出生后六至八周内获得母乳喂养的孩子患肥胖症的可能性低30%。

母乳喂养对母亲也有益处。母亲每天需要额外消耗500卡路里来哺乳，所以哺乳能让母亲恢复到孕前体重的速度更快、难度更小。选择母乳喂养的母亲后期患乳腺癌和卵巢癌的风险也会降低。此外，母乳比配方奶粉更方便。母乳随时可以用，温度总是刚刚好，不需要奶瓶，不需要混合，当然也不怎么花钱。如果您想了解更多关于怀孕期间的健康营养、哺乳和母乳最佳替代品的信息，可以阅读帕特里克·霍尔福德和苏珊娜·劳森的著作《怀孕前、中、后的最佳营养》（参见推荐阅读）。

让孩子不过敏

和很多其他事情一样，预防总比治疗好。预防孩子过敏要比试图“治愈”过敏更容易、更好。这里要提到两个重点：一是首次喂食的选择和时间，二是宝宝消化系统的健康状况。

何时断奶

不必过早断奶——请在6个月左右开始断奶。在此之前，建议您只给孩子喂奶。如果孩子仅靠母乳无法茁壮成长，那么请先咨询儿科医生和营养治疗师，然后再决定添加其他食物。缺乏固体食物或配方奶粉本身可能不是问题所在，并且如果孩子的消化功能不佳，加入这些食物可能令现有的问题加重。

最佳断奶时间因人而异。幸运的是，您可以观察到一些孩子准备好断奶的迹象。假如宝宝开始对您吃的东西感兴趣，看上去跃跃欲试，就可能准备好接触固体食物了。此时，宝宝应该也可以自己坐起来，用手捡起食物，把食物放进嘴里了。此外，宝宝会逐渐丧失将固体食物自动推出嘴巴、防止无法摄取固体食物而发生窒息的

“吐舌反射”。对某些宝宝来说，“含”玩具的方法可能表示有没有准备好吃固体食物。6个月之前，宝宝通常会把玩具和其他物体塞进嘴里，但“含”的方式没有特定规律。6个月之后，宝宝会开始用嘴、舌头和嘴唇去感知物体的质地和形状。因此，您看见宝宝把东西塞进嘴里时，注意观察宝宝有没有这种行为——这就是宝宝准备好吃固体食物的另一个信号。

需要注意的是，宝宝胃口更大并不是准备好吃固体食物的可靠迹象。有时候宝宝会暂时性地食欲大增，只要多喂些母乳或配方奶粉就能解决。大多数宝宝在6个月左右开始长牙，而牙齿有助于啃咬和咀嚼食物。不过，也有些宝宝在6个月之前就开始长牙。如果宝宝情绪不安分，经常把拳头塞进嘴里，那么他或她可能就是在长牙，而不是觉得饿了。过早断奶并不能让宝宝睡上一整晚，如果宝宝因此出现食物过敏，可能会导致完全相反的结果。

泥状食物 vs 固体食物

无论是用牙齿还是牙龈，学习咀嚼都是宝宝发育的重要过程，咀嚼有助于增强下颌肌肉，促进语言发展和牙齿健康，也让宝宝能够享用用手就能抓着吃的东西以及其他家庭成员食用的菜肴。年纪较小的宝宝可以选择泥状食物，但持续时间不应过长。

如果您家宝宝难以接受一块一块的食物（假设宝宝已经出现了所有准备好吃固体食物的迹象），那么可以尝试让宝宝吃饭时坐在您的膝盖上。宝宝可能会因为这种亲密接触感到安心，更愿意尝试新的食物，甚至可能接受您吃那种一小块，但还比较适合他们吃的东西。务必保证用餐的氛围愉快，尝试对着宝宝唱歌，经常对他或她笑，大加赞赏宝宝哪怕只有一丁点的进步。尽可能与宝宝一起用餐——宝宝喜欢模仿他人，看着您吃饭可能就够了。如果宝宝已经准备好了，就多给他或她吃能用手抓着吃的东西。许多宝宝都不愿意用勺子喂着吃一块一块的东西，但如果能自己动手吃，就会开心地嚼起来！鼓励宝宝用嘴巴研究玩具，这有助于舌部运动发育，而舌部运动是聚集和咀嚼食物颗粒所必需的。饥饿的宝宝面对新的喂食体验时更容易有挫败感，所以通常来说，最好的方法是先喂一点牛奶，降低他们的食欲，然后再提供固体食物。最重要的是，千万不要慌！您要是慌慌张张的，可解决不了任何问题。

启蒙食品

蔬菜是良好的启蒙食品。煮胡萝卜、土豆、欧洲防风草根、白萝卜和红薯都可以切碎、过筛和捣碎，具体根据宝宝的年龄来决定怎么做。如果宝宝在6个月之前就开始断奶，那么食物需要做成泥；而对于6个月左右或更大的宝宝，用叉子稍微捣碎食物即可。事实上，有些宝宝能立即接受较软的手抓食物，比如煮胡萝卜或梨片。相对年幼的宝宝可以添加一些挤出的母乳、配方奶粉或者煮菜水。大米和藜麦等无麸质的谷物也是上佳选择。这些谷物可以煮着吃，也能磨碎，再与一点母乳、配方奶粉或凉开水混合。不论是在烹饪期间还是烹饪之后，宝宝吃的东西都切忌放盐。

自制食品在营养价值上胜过预制食品或瓶装的“婴儿食品”。这种食品新鲜，营养丰富，您对它的成分非常清楚，无须担忧任何防腐工序。此外，这种食品经济实惠，并且只含一种成分，更方便您追踪宝宝对每种新引入食物的反应。

断奶时引入的食物

6个月起

- 除番茄、土豆、辣椒和茄子等茄科植物以外的蔬菜
- 除柑橘以外的水果
- 豆类
- 大米、藜麦、小米和荞麦
- 鱼类（最好是有机鱼、野生鱼或深海鱼）

9个月起

- 肉类和禽类（最好是有机的）
- 燕麦、玉米、大麦和黑麦
- 活菌酸奶
- 番茄、土豆、辣椒和茄子
- 鸡蛋
- 大豆（豆腐或豆浆）

12个月起

- 柑橘类水果
- 小麦
- 乳制品
- 坚果和种子

最开始的时候每天只引入一种食物，并将该食物记录到断奶日志，观察宝宝有没有不良反应。所谓不良反应，可能包括皮疹、湿疹、极度困倦、流鼻涕、耳部感染、黑眼圈、极度口渴、过度活跃、喘息、绞痛、腹泻或粪便变化（质地、颜色和气味等）。如果觉得有什么地方不对劲，请立即停止食用对应的食物，等待反应消退，再尝试其他食物。您可以等几个月后再次引入可能造成反应的食物，验证您的观察结论。此时宝宝的消化系统已发育成熟，不应

再对那种食物产生反应。如果宝宝仍然对某种特定的食物产生强烈的反应，那么您最好咨询儿科医生和营养治疗师，寻求改善宝宝消化系统的建议。

等宝宝开始吃混合食物，同时不存在不良反应之后，那就需要让他们的饮食尽可能多样化，特别是要多尝试常见的过敏原（小麦、乳制品、大豆和柑橘类水果）。反复食用同一种食物可能会对消化系统产生过重的负担，并诱发过敏反应。另外，多样化的饮食也会激发孩子对更多食物感兴趣，反过来有助于孩子获取更全面的营养。

饮料

1岁前的孩子主要通过母乳（或配方奶粉）摄取液体，不过也可以用婴儿量杯或小杯子装点水随餐喝下。如果您家孩子是用配方奶粉喂养的，那么补水就非常重要，因为口渴的宝宝喝掉的配方奶粉可能过量。至少要等宝宝满1岁之后再给他或她喝果汁，1岁之前最好不要让宝宝喝果汁，稀释的也不行。宝宝的牙釉质强度不如成人，所以果汁会损害宝宝的牙齿。

消化健康

食物过敏与消化不健康密切相关，任一问题如果加重，都可能导致另一个问题恶化。然而，维护宝宝的肠道健康不仅仅是为了防止食物过敏。举例来说，神经系统将肠道与大脑紧密联结在一起，甚至可以将肠道视为第二个大脑。所谓“肠道神经系统”是分布在肠道表面的神经元、神经递质以及蛋白质构成的网络，该网络与宝宝的中枢神经系统（即大脑和脊髓）频繁交换信息。因此，保持肠道健康对宝宝大脑的最佳发展至关重要。

遗憾的是，现在很多宝宝在出生后数天或数周内就开始接受抗生素治疗，从而导致胃部不适等症状。之前已经提到，抗生素会破坏消化道内的有益菌群，导致肠道菌群失衡，进而引发食物过敏、消化问题以及必需矿物质含量下降。

抗生素通常用于治疗宝宝的耳、鼻、喉感染，而这些感染本身就可能是食物过敏引起的，症状反复出现的情况下尤其如此。因此，我们需要深入探究问题的根源，解决食物过敏的问题。《美国医学会杂志》发表的一项研究显示，接受抗生素治疗耳部感染的儿童发生重复感染的概率将增加三倍！

尽管母乳含有有益的肠道菌群，可以在使用抗生素后重建宝宝肠道的菌群生态，但配方奶粉往往做不到这一点。因此，如果宝宝必须使用抗生素治病，那就一定要在用药结束后补充适合宝宝年龄段的益生菌，重建肠道菌群平衡（具体详见产品和补充剂目录）。

塑造健康的饮食习惯

孩子成功接受固体食物后，未来18个月是塑造健康饮食习惯的关键时期。此时应着重培养孩子对富含维生素和矿物质的蔬菜水果以及优质蛋白质的喜好。尽可能选择有机食品，避免让宝宝接触到人工肥料、除草剂或杀虫剂残留。

许多家长在给孩子断奶时会犯一个错误，即让孩子吃很多水果和“婴儿麦片”，而这两种食物都相当甜。您要是这么做，孩子可能就不愿意吃蔬菜，所以一定要把蔬菜的优先级排在水果前面，直到孩子高高兴兴地吃各种蔬菜为止。孩子接触的甜食和甜饮料越少，他们对这些食物的渴求就越少。此外，假如您要给宝宝喂西蓝花，这时宝宝会观察您吃西蓝花的面部表情，所以就算您不喜欢，也请务必装出一副喜欢吃的样子！您可能很容易一边嘴上说“哎呀呀，真好吃”，一边却无意识地面露“痛苦之色”。要是您的面部表情告诉宝宝“哎呀，难吃死了”，那么宝宝是不会轻易上当的。

同时，您也要确保提供给宝宝的食物种类丰富、颜色各异。英国伯明翰大学的临床心理学家吉利安·哈里斯研究了儿童最先食用的食物对后续食物偏好的影响，结果发现在断奶时吃香脆饼干、婴儿食品、加工食品和牛奶的宝宝更有可能选择薯片、白面包和薯条等“米色碳水化合物”，而不选择绿色蔬菜。然而，在生命早期就接触过水果、蔬菜和其他各种“非米色”食物的宝宝之后会更愿意选择色彩丰富、营养充足的食物。

哈里斯认为，这种现象源自古老的生存机制，并认为孩子会建立一个喜好食物的“视觉原型”。这种机制与进化论相符，即我们是为了存活下来才形成口味和偏好的。

人类天生对甜味有好感，它是成熟的水果和母乳的味道；我们厌恶苦味，而这是出于明显的生存原因（植物的生物碱毒素就是苦的）。我们可以根据家长给予我们的食物调整口味，但在大约18个月的时候，也就是在石器时代的孩子开始四处乱跑、第一次自己觅食的年龄，视觉原型机制就会发挥作用，避免摄入不熟悉和可能有毒的食物。许多家长都表示孩子在两三岁之前“胃口很好”，然后就突然什么都不吃，食物选择也慢慢缩小到有限的几种。为避免发生这种情况，此时务必保证孩子饮食的多样性。相比于后期尝试扩大食物的选择范围，早期培养孩子的饮食多样性要容易许多。

我家孩子需要喝牛奶吗?

只要您还在母乳喂养，就不需要再给宝宝额外补充牛奶。不过，停止母乳喂养后，您需要保证孩子的钙质来源充足。数十年来，市场上都在宣传牛奶是富含钙质的最佳食品，对幼儿特别好。但请注意，这只是“宣传”说的。

早期人类断奶后没有牛奶喝，但他们依然能够形成健壮的骨骼和牙齿。没有证据表明，人类从游牧采集的生活转为农耕生活，开始种地、吃五谷杂粮、饲养家禽家畜、吃肉喝奶后，骨骼强度有所提高。事实上，反而有迹象显示，人类的平均身高似乎缩短了大约15厘米！不过，人们认为这种现象是因为消化吸收谷物有困难，而不是牛奶的问题。

要记住一点：牛奶是专门给小牛喝的，不是专门给人喝的，里面富含激素。此外，之前也已经提到，牛奶蛋白（酪蛋白）会导致许多人出现消化问题。再说了，要是牛奶真的这么重要，那么牛奶消费量极低的中国等国家的民众要从哪里补钙呢？答案就是蔬菜、坚果、种子和大豆制品。因此，尽管我们在英国喝很多牛奶，但牛奶似乎并不是良好健康的必需品。此外，许多人对牛奶过敏，因此让孩子过分依赖牛奶并不明智，您只需确保孩子的饮食富含其他的钙源即可。请参见下表，了解富含钙质的最佳食物，如果孩子不吃乳制品，这些食物就是孩子饮食的重要组成部分。

食物中的钙质——含量最高的钙源

每 100 g/100 mL	钙含量（mg）
切达奶酪	720
芝麻酱（芝麻糊）	680
芝麻	670
沙丁鱼（油装罐头）	550
杏仁	240
绿叶蔬菜拼盘	210
西洋菜	170
巴西松果	170
羽衣甘蓝	150
豆腐（加钙）	150
黑糖糖浆（一勺）	150
全牛奶	115

要是您还是决定让孩子喝牛奶，可以通过交替喝牛奶、羊奶、豆浆、米浆和燕麦汁的形式降低过敏风险。您可以到当地的健康食品商店去，总能找到一整套的选择。我们自己也购买了各种各样的奶，喝完一种就换另一种。

酸奶通常比牛奶的耐受性好，因为酸奶含有的活菌可以预先消化许多可能引发问题的牛奶糖分和蛋白质。活菌酸奶的菌群仍然存活，特别有益于消化系统的健康，并且酸奶中的钙质也比牛奶更易吸收。市场上也不难找到羊奶酸奶，这样您就有了更多的选择。

总结

要让孩子从最佳的起跑线出发，您可以：

- 尽可能为宝宝提供6个月的纯母乳喂养，然后遵照本章的指导意见逐步断奶。继续喂养一定量的母乳，直到宝宝满1岁为止。如果您选择使用配方奶粉，请寻求有资质的营养治疗师的专业建议，确保宝宝得到全面的营养供给。
- 断奶期间尽量让宝宝尝试各种色彩鲜艳的蔬菜，不要选择颜色偏淡、味道偏甜的水果或麦片混合物，给宝宝介绍食物时，请务必做出您也喜欢吃的样子。
- 如果宝宝接受了抗生素治疗，请在治疗结束后给予适量的益生菌，恢复肠道的有益菌群。请寻求营养治疗师的专业建议。

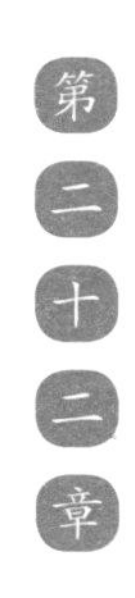

黄金食谱

孩子在18个月至2岁这个阶段，吃的东西基本上应该与其他家庭成员一样。当然，前提是家里吃的东西既不太咸，也不太辣。本章将为您详细解读所有儿童的理想饮食模式。记住，这里描述的饮食只是理想状况，或许无法实际达到，但最起码您可以了解努力的方向。

早餐

理想的早餐应包括低血糖负荷的碳水化合物、一定量的蛋白质、坚果或种子（提供必需脂肪酸和矿物质）以及水果（提供重要的抗氧化剂）。

早餐可分为三大类：谷物、吐司和其他以及液态早餐。

谷物

显然，甜麦片、玉米片和可可豆等孩子偏爱、富含糖分的食品绝对不能出现在餐桌上。这类食品营养匮乏，血糖负荷高，富含精制糖分和碳水化合物，吃起来非常甜，会培养孩子对甜食的偏好。吃完这类食物后，孩子可能精神抖擞，但一会儿就饿了，之后血糖水平便急剧下降，从而渴望再补给一次糖分。

接下来要剔除的是糖分较少但仍属于精制产品的谷物，如爆米花和玉米片。这些食物的糖分可能不太明显，但血糖负荷依然很高。实际上，我们跟孩子们讲，爆米花就是“糖包起来的空气”——爆米花含有的高血糖负荷碳水化合物和糖分等效，因此一天最重要的早餐不应选择爆米花。维他麦和麦麸片具有中等大小的血糖负荷，但大量麦麸可能会破坏消化道。添加了干果的麦麸片（比如Fruit and Fibre牌麦麸片）也含有大量麦麸，血糖负荷稍高。最后，请特别警惕所谓“脆脆团”谷物。即便包装上的名称不同，但这些一团一团的谷物就是糖分黏合而成的。

燕麦无疑是最好的谷物类早餐。它的血糖负荷较低，致过敏性相对不高（80%的麸质不耐受者可以吃燕麦），且未经精制，营养价值得以保留。甚至有些采取无麸质饮食且不存在麸质不耐受的孩子也能食用燕麦，因为燕麦不含问题最大的麸质（醇溶蛋白）。燕麦含有的麸质名叫燕麦贮藏蛋白，人体对这种麸质的耐受性相对较好。

未加工的燕麦是优质麦片的基石。大多数“店里买来的”麦片都含有大量干果，所以最好的麦片就是自家制作的麦片。买一袋燕麦、几袋坚果和几袋种子就可以了。为了增加口感的多样性，可以再添加健康食品商店提供的其他全谷物食物，如荞麦、藜麦或黑麦片。这里特别推荐藜麦，它的蛋白质含量很高，血糖负荷特别低，也是必需氨基酸的良好来源。把这些买来的食物装进塑料麦片盒，混合起来即可。您也可以加一点点干果，但是麦片与大量新鲜水果一起食用效果更佳，不仅血糖负荷更低，可以摄入更多的抗氧化剂，还让麦片有一种令人愉悦的自然甜味。如果确实还需要加甜，可以加一点苹果汁或木糖醇。可以加少量水（冷热均可）来软化燕麦，少用牛奶或酸奶。建议使用多种类型的动物奶和酸奶：牛奶、羊奶、山羊奶、豆浆、藜麦浆、燕麦浆和米浆。

熟燕麦（即燕麦粥）是上佳的冬日美食，近年来热度可谓节节攀升。此外，为了增加食物的多样性，荞麦、藜麦、黑麦等片状谷物也是不错的选择，也可以混着吃。索然无味的粥已经过时，这个时代属于崭新的粥！您可以把各种美味配料加入燕麦粥，使其更加诱人。新鲜水果能为燕麦粥注入生机，其中我们最推荐新鲜的苹果块以及新鲜（或冷冻的）树莓。最好在煮粥中途加入切碎的苹果块，佐以一些肉桂粉，既营养又美味。要是您想让树莓的形状保持完整，可以在粥快煮好的时候加树莓；如果孩子偏爱红粥，您可以一开始就加——无论怎样，这都会是一道美味的饭菜。任何水果都可以加，所以大胆去尝试吧！

煮粥的时候加一点椰奶油或椰奶，可以赋予燕麦粥一种独特的椰子风味。椰奶油和椰奶富含饱和脂肪酸，不过孩子确实需要摄入适量的饱和脂肪酸，而椰子正是饱和脂肪酸的良好来源。固体状态的椰奶油尤其方便，您可以把它冷藏起来，需要时挖一小勺。不过，可不要止步于此，您可以用研磨机把杏仁或其他坚果、种子磨成粉，以此获得坚果的味道。坚果和种子最好在粥不加热以后加入，这样必需脂肪酸就不会被破坏。请记住，即使您要赶着送孩子上学，只要煮完粥以后立刻冲一下锅，或者把锅装满水，之后清洗起来都会轻松许多。

您可能会想试一试超市里的“速食燕麦”或“微波燕麦”，但实际上它们并非最佳选择。这些燕麦通常添加了糖分，血糖负荷值较高；燕麦的颗粒也更细，同样会导致血糖负荷升高。此外，我们应尽可能避免微波加热食物。

吐司和其他

早餐当中的“其他”是指可以平衡面包碳水化合物的蛋白质，当然吐司也应该是营养丰富的全谷物吐司。为了让“吐司和其他”早餐更有营养，理想状态下可以加一片水果以及一些坚果和种子，这些都可以在上学路上或者课间休息的时候吃。

那么，什么样的吐司才算好吐司呢？通常来讲，最好的面包应该是质地紧实、颜色深沉、富含全谷物且口感饱满的面包。如果孩子能够耐受麸质，那么可以选择优质的小麦或黑麦面包。选择面包时一定要看成分标签，不要选择成分复杂、像化工产品一样的面包。如果需要选择无麸质面包，可以到健康食品商店和高端超市寻找。有一部分无麸质面包，特别是看起来像白面包的那种，含有大量糖分和各种奇怪的添加剂。选择质地紧实、富含谷物的面包，并注意查看成分表。这些面包可能不适合做三明治，却是烤吐司的理想选择，就是可能需要一些时间适应。如果孩子不能吃酵母，那么可以选择酸面包或苏打面包。酸面包是由空气含有的酵母和细菌发酵制得的，没有添加面包酵母，所以除非存在极其严重的酵母过敏，否则都可以吃。苏打面包则是用烘焙小苏打制成的，不过通常来说也包含一定量的乳制品。

要是您家孩子不能吃麸质，也不能吃酵母，那么您就需要探索其他能在早餐当中提供碳水化合物的食物。隔夜或者略微加热的烤土豆或者其他富含淀粉的蔬菜与鸡蛋搭配尤为合适。鹰嘴豆做的中东沙拉三明治可直接冷食，也可加热数分钟后食用。糙米麦片粥做起来方便快捷，前一天晚上有剩饭的时候尤其如此。您也可以热一热之前没吃完的意大利面，再加一点调味酱。不过，这时您肯定还需要添加一些蛋白质，来平衡早餐的营养（见下文）。

总的来说，天然黄油优于人造黄油，甚至优于自称健康益处良多的人造黄油。如果孩子对乳制品过敏，那么请选用无反式脂肪酸、只含您认识的食品成分的人造黄油。乳糖不耐受指的是无法消化乳制品当中的糖分（乳糖），而乳制品过敏是对乳制品含有的蛋白质（酪蛋白）产生的反应。因此，有轻度乳制品过敏的人可能可以吃黄油，因为黄油基本上只含脂肪。

就吐司的佐餐而言，务必选择优质的蛋白质来源。可以选择鸡蛋、烘烤过的豆类、不加糖的坚果黄油（如花生酱、杏仁酱、腰果酱或榛子酱）、南瓜子酱、鹰嘴豆泥或者鱼类（如沙丁鱼、鲭鱼、鲱鱼或熏三文鱼，搭配一点柠檬汁）。牛油果也是吐司的优秀拍档，最好再配上一片番茄。番茄并非高蛋白食品，但它含有丰富的优质脂肪，因此可以和蛋白质食物一样降低早餐的血糖负荷。如果上述选项都不符合您的口味，尽管饱和脂肪酸含量略微偏高，但优质香肠、慢烤培根或自制肉丸也是蛋白质的优秀来源。

果酱、橘子酱、蜂蜜、糖浆、能多益（Nutella）巧克力酱和马麦酱都不是理想的吐司佐餐。它们不含蛋白质（也不含脂肪），无法持久供能。当然，特别是周末大餐结束的时候，时不时地吃一下没有问题，但日常早餐不应该经常吃这些东西。

如果孩子喜欢拿手抓东西，然后细嚼慢咽的话，那么您可以往盘子里放几根烤面包条、剁碎的煮鸡蛋、几片切好的水果和一些坚果。

液体早餐

对早餐不愿意吃固体食物的人而言，超级果昔就是最佳选择。超级果昔的分量要让人充满活力，所以尽管新鲜的水果汁或蔬菜汁营养丰富，但仅靠它们是不够的。和其他类型的早餐一样，我们追求的标准是血糖负荷低和营养丰富。水果是碳水化合物的优质来源（但香蕉还是要慎重），可以与燕麦或藜麦片、种子和坚果以及奶类或非奶类的乳汁或酸奶相结合。

午餐

理想的午餐应以1:1:2的比例搭配蛋白质、碳水化合物和非淀粉类蔬菜。

学校餐

如果孩子在幼儿园或学校用餐，请务必了解在校提供的餐食内容。许多学校提供的菜单每三周一轮换，并能给您提供一份副本。不过，从孩子健康的角度来看，英国人习惯正餐后有布丁，因此许多学校都会照此提供，但是按理也可以选择提供新鲜水果。您可以和孩子一起浏览菜单，帮助他们做出健康的选择。如果孩子的用餐选择受幼儿园或学校工作人员的影响，那么也请您与工作人员沟通。总的来说，除非孩子有特定的饮食需求，否则午餐最好吃热菜。某些情况下，要么学校不允许自带便当，要么自带便当会让孩子感到“另类”。如果您对菜单有意见，请积极提出（更多信息请参见第二十三章）。

自带便当

便当主要有三种：三明治、沙拉或者保温盒装热菜（大一些的孩子可以）。所有便当都应该搭配一片新鲜水果。

三明治

三明治是最易于准备、孩子吃起来最方便的食物。理想的三明治应采用质地紧实、富含谷物的面包，夹上富含蛋白质和蔬菜的填充物。鸡肉、生菜和番茄三明治，鹰嘴豆泥、红椒和叶菜三明治，鸡蛋和小菜三明治，这些都是不错的选择。即使是花生酱三明治，也可以搭配一点胡萝卜或几根芹菜。往三明治旁边搭配新鲜蔬菜可以为便当增色。除了胡萝卜和芹菜，您还可以考虑使用圣女果、玉米、豌豆荚、红椒、黄椒、橙椒、紫色的抽芽西蓝花以及花菜或西蓝花。这些蔬菜蘸上鹰嘴豆酱，都很不错。

如果孩子不吃麸质食物，那么就不要准备三明治，因为好的无麸质面包需要烘焙。不过，可以用100%的玉米饼做成卷饼，再放上三明治的馅料，效果很好。

沙拉

一盒沙拉当中蛋白质、碳水化合物和蔬菜的理想比例是1:1:2。许多家长发现要准备这种便当，基于前一天晚上的剩饭来做最简单。这么做的主要优点在于可以大量节省早上准备便当的时间。所以说，假如晚上要做意大利面，可以稍微多做一点，第二天就可以做成午餐吃的意大利面沙拉。假如晚餐是三文鱼、糙米、青豆和西蓝花，第二天的便当就可以是冷三文鱼、米饭沙拉（只需加橄榄油、柠檬汁或香醋）和一点生的或略微蒸过的青豆和西蓝花。冷的淀粉类蔬菜（如土豆和红薯）也可以做成土豆沙拉，只要加一点蛋黄酱或油醋调料即可。如果孩子午餐时不喜欢用餐具，那么可以多准备些手抓食物。香肠、肉丸、炸豆丸子、烟熏鲭鱼、烤土豆、烤白萝卜和生蔬菜都是很好的选择。

保温盒装热菜

午餐来一碗热乎乎的汤或炖菜，既营养丰富，又温暖身心，在寒冷的冬季尤其如此。和之前的两种午餐一样，蛋白质、碳水化合物和蔬菜应保持1:1:2的比例。举例来说，可以准备一份加香料的扁豆、蔬菜和米饭组成的粥，或者是传统的牛肉炖蔬菜，再配点土豆、白萝卜和大头菜，或者是加了很多红豆（蛋白质）的意大利蔬菜汤。如果汤里的碳水化合物相对较少，就可以搭配一块全麦面包。

晚餐

晚餐的目标依然应该是1:1:2的蛋白质、碳水化合物和蔬菜。

蛋白质可以选择鱼（尤其是三文鱼、鲭鱼、鳟鱼或沙丁鱼等含油鱼类）、有机或自由放养的肉类或鸡蛋或者豆类。虽然人不是靠吃扁豆和豌豆长大的，但您家餐桌上应该有豆子的一席之地。豆子不仅是重要的蛋白质来源，而且能为您提供纤维素和重要的营养物质，有助于激素平衡，且价格合理，可以抵消一部分购买有机产品可能增加的费用。扁豆和豌豆十分美味，且烹调方法多样，可以用来丰富各类汤、炖品、沙拉、素食汉堡、素食酱和三明治馅料等食物的口感。

大多数豆子的烹饪时间为15～30分钟，具体时间取决于豆子的品种。任何超市都可以买到豌豆和鹰嘴豆罐头（买用水包装、无糖无盐的那种），烹饪前洗干净就行。如果您特别喜欢豆子，您可以购买生豆子，泡一晚上，然后按照包装袋上的时间要求烹饪即可。请注意，豆类食物需要彻底咀嚼，否则容易导致胀气。

所有的豆子都会发芽，不只是那些“裂开”的豆子，而豆芽可以为沙拉和三明治增添口感和营养。豆子发芽只需三到四天，让孩子亲自动手种豆芽，每天观察豆芽长势，这样的活动也会让孩子觉得非常有趣。

除了蛋白质和非精制碳水化合物（如糙米、全谷物意大利面、土豆或其他淀粉类蔬菜），晚餐还应包含非淀粉类蔬菜，如西葫芦、西蓝花、胡萝卜、辣椒、豌豆、番茄、洋葱等。无论是把食物混合在一起（豆类乱炖和蔬菜乱炖）还是分开放在盘子上（如烤鸡晚餐），上面提到的1:1:2的比例均适用。

假如您最喜欢的菜式并不完全符合这一比例要求，那么就尝试按这个比例要求做出调整。举例来说，许多孩子喜欢吃淋满番茄酱的意大利面，但如果只有面和酱，那这顿饭就缺乏足够的蛋白质和蔬菜，不够完整。您可以加一罐豆子或一些煮熟的扁豆来补充蛋白质，或者加点肉末做成意大利面肉酱。加蔬菜的方式很多。如果孩子不愿意吃大块的蔬菜，可以把蔬菜切碎后混入酱料。您也可以在准备主菜之前，先让孩子吃生蔬菜或沙拉。

无论孩子最喜欢的菜是羊肉饼还是烤肉，都可以调整。举例来说，现在的烤肉基本不会搭配传统烤肉汁，这其实非常可惜，因为浓稠肉汁制成的传统烤肉口感天然，远胜于用化学物质调出来的即食烤肉汁，而且准备起来也并不费时——增稠剂可以用玉米面粉，这样就不含麸质了！对素食者而言，我们强烈推荐红洋葱烤肉汁。

将切好的红洋葱慢慢炒熟，用蔬菜肉汁清汤粉增稠。Marigold牌蔬菜肉汁清汤粉有几个品种，不含麸质，不含化学添加剂，且超市广泛有售。

最后，如果您想让汤菜、炖菜和咖喱口感丰富，如奶油般丝滑，您也不必选择奶油。可以添加椰奶油、椰奶或者一点鹰嘴豆泥或芝麻酱，不仅健康，而且不含乳制品。

选择烹饪用的油

要油炸的话，最好的烹饪用油是椰子油。尽管在冷藏或常温环境下与猪油很像，椰子油却是一种非常健康的油，加热条件下不会受到破坏。椰子油含有中链甘油三酯（MCT），这种物质容易被身体转化为能量，不易积蓄为脂肪。请放心，椰子油本身基本没什么味道。黄油比椰子油稍次（不吃乳制品的情况除外），橄榄油（含单不饱和脂肪酸，油炸会略有破坏）又再次一些。

不论选择哪种油，请不要高温爆炒或油炸。反之，请采用小火焖的方式做饭，这样做不仅温度较低，而且能最大限度地保存食物的营养。举例来说，您可以选用自己的烹饪用油慢炒洋葱和大蒜，让菜稍显松软，然后加入其他食材与适量的水、肉汤或酱油，再盖上锅盖，文火焖几分钟，让食材熟透。

零食

孩子都需要适当的零食来维持血糖稳定、获得充足的能量。理想的零食摄入频率应为清晨和午后各一次。新鲜水果以及各类新鲜种子和坚果无疑是最佳的零食。水果提供碳水化合物和抗氧化维生素，而种子和坚果则是蛋白质、必需脂肪酸及矿物质的优质来源。烘烤的种子和坚果营养价值也与新鲜的相仿。您可以使用少许溜酱油自制美味的烘烤南瓜子，或在健康食品商店以及某些超市选购各类烘烤种子。

生蔬菜是极其营养的零食，搭配鹰嘴豆泥或其他豆类酱料尤佳。豌豆荚、圣女果等可直接从冰箱取食的蔬菜非常适合孩子，这些蔬菜既无须额外准备，也不用担心孩子会因为吃生蔬菜水果影响正餐的食欲。

许多孩子放学后常常感到很饿。这不难理解，毕竟他们的大脑一整天都在努力学习。如果发现上述健康零食撑不到晚餐，或者孩子可以一口吃掉半根面包，那么可以考虑把晚餐提前，或者提供饱腹感更强的健康饮食（如一碗浓汤）。

原味爆米花和米饼也相对比较健康，但它们的血糖负荷相对较高，食用时应搭配一些蛋白质食物。谷物棒和燕麦饼虽然当零食吃很方便，但血糖负荷同样偏高，因此并不推荐经常食用。

饮品

水无疑是孩子们最理想的基础饮料。然而，我们这个时代有一大特征，那就是许多孩子甚至都不会想到要喝水，除非没有别的东西可以喝或者口渴难耐。鉴于当下儿童肥胖和糖尿病的患病率逐年上升，我们建议避免饮用大部分饮品（尤其是儿童饮料），这些饮品含有空热量和浓缩糖分。和成年人一样，只要孩子养成了饮水的习惯，他们自然会满足于喝水。这样，时不时地来一杯果汁或碳酸饮料，就成了一种小奖赏。

营养学里有句经典的说法：真正的好食物容易变质。最好的果汁都没有经过“保鲜”加工，所以保质期都很短。建议用水稀释这种果汁，如果孩子已经习惯了喝水，那么未稀释的果汁可能就过甜了。不要被标签上的“无糖”或“低热量”字样所误导。所谓“无糖”或“低热量”饮料都含有合成的糖替代品，而其中最可能出现的糖替代品是阿斯巴甜，这种物质的副作用令人担忧，并且绝对不会提升产品的营养价值。

• 两日菜谱（样本）•

早餐
燕麦粥搭配切碎的李子和种子
零食
一个苹果、一把生腰果
午餐
酱内含有蔬菜泥的肉酱意大利面
胡萝卜、芹菜条
零食
豌豆荚、圣女果
晚餐
鱼、土豆泥、西蓝花和四季豆
全天的饮品
稀释的新鲜果汁或水

早餐
全谷物吐司搭配杏仁酱
零食
一个梨、一点南瓜子
午餐
鸡肉番茄酱搭配意大利面
零食
燕麦饼干、李子
晚餐
鹰嘴豆和多种蔬菜制成的炖菜
全天的饮品
稀释的新鲜果汁或水

80:20法则

大多数孩子都适用80:20法则，即如果能保证孩子有80%的时间饮食健康，那么剩余20%的时间就可以适当放松。您可以在家为孩子提供健康的食物，但孩子到朋友家玩、参加聚会，以及家人外出就餐或度假时，保持健康的饮食习惯可能会有些困难。只要孩子的基础饮食保持在最佳状态，那么偶尔来一包薯片或一碗巧克力冰激凌也不会有什么问题。更重要的是，您可以告诉孩子家里和外面的饮食方式可能不太一样，这样孩子会将偶尔的“放松”与特殊场合关联起来，而不是一直向您索要。不过，不必过度强调这个问题，否则孩子可能会将某些食物视为“禁止食用”，这反而会让他们更想尝试这些食物，特别是他们看到您也视这些食物为“禁忌”的时候。享用冰激凌的时候，请保持自然！

然而，如果孩子有更复杂或严重的健康问题（如自闭症或威胁生命的食物过敏），那么80:20法则可能就不适用。这些孩子可能需要在一段时间（至少一到两年，甚至一生）内实施更严格的饮食控制。

总 结

要让孩子享用理想的饮食，您需要：

- 让每一餐和每顿零食都能为孩子提供营养。每次吃东西都务必选择新鲜的全食物。
- 蛋白质和碳水化合物要始终一起吃，从而维持血糖平衡。吃饭的搭配应包含富含蛋白质的食物、富含碳水化合物的食物和非淀粉类蔬菜，比例为1:1:2。
- 让孩子定期食用健康的零食，这一点很重要。

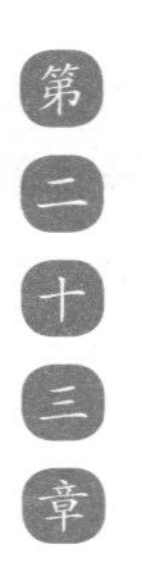

追寻彩虹的尽头[1]

如今您已经知晓了理想饮食的模样，那么让我们一同启程，去寻找这个宝藏吧！如果孩子喜欢吃不太健康的食物，您就需要改变孩子的饮食习惯。您看了这个观点，会不会心慌？请放宽心。虽然让孩子摒弃双份奶酪比萨和薯片等食物的过程可能颇为艰难，但本章将告诉您如何一步一步、轻松自然地完成这个过程。

不论孩子当前的饮食状况如何，也不论孩子的年龄大小，您需要明白现在就是开启最佳营养之旅的时刻。不论您家孩子现在多大，随着他们不断成长，他们会越来越倔、越来越独立，改善他们的饮食习惯只会越来越困难。改善饮食习惯的过程必然充满挑战，但我们有很多方式方法，可以帮助您的孩子不断进步。

---

1 英国有一条俗语“在彩虹的尽头寻找宝藏”，表示要实现的目标虚无缥缈、难以实现。

在我们正式起航之前，让我们先稍微聊一聊这个“项目”。改善孩子的饮食习惯就是一个项目，和装修房子差不多。首先，您需要明确目标，这个我们在上一章已经讨论过了。然后，您需要制订一份行动计划。假如您找装修工人来装修房子，那么等待装修工人到达的时候，您必须完成一些准备工作，如计划事情发生的先后顺序（水管工来安装厨房设备时，厨房设备都已到位）等等。开展项目的时候，您可能会时不时地觉得自己对整个项目的把控不足，但等到项目完成、达成目标的时候，您就会舒舒服服地欣赏自己的劳动成果，把所有的困扰和混乱抛诸脑后。

同样地，改善孩子的饮食习惯也需要计划。您家孩子的饮食习惯可能只需要微调，也可能需要彻底改革，但无论情况如何，您都需要确定具体的改变内容、优先顺序以及首先处理的事项。

案例记录　杰罗姆（4岁）

杰罗姆来大脑生物中心就诊时，主要症状包括语言发育迟缓、神经紧张、对噪声过度敏感、缺乏社交互动以及轻度便秘。杰罗姆的妈妈知道健康饮食对孩子的重要性，她也为此尽了最大的努力，但杰罗姆依然基本上只吃饼干、煎饼、奶酪、冰激凌和烤豆子——他对新食物的抵触情绪非常强烈。

我们最初的目标是扩大杰罗姆能接受的食物种类，首先建议妈妈用红椒和胡萝卜制作冰冻的蔬菜混合物，然后往杰罗姆吃的烤豆子里面加半茶匙，并逐步提高添加量。同时，我们还建议往杰罗姆吃的冰激凌里面加一些水果泥。考虑到杰罗姆只吃香草口味的冰激凌，我们建议使用新鲜的梨和甜瓜，因为它们的颜色和香草接近。

杰罗姆尝试新食物的时候，我们让妈妈记下杰罗姆愿意拿手摸、拿舌头舔、轻轻咬一口和吃掉的食物。最开始的时候，仅仅拿手摸一摸新的食物就是前进的一大步。随着时间的推移，在耐心的鼓励下，杰罗姆开始拿起新食物，用舌头舔一舔，然后又把食物放回去。慢慢地，经过几个月的努力，越来越多的食物从“会拿舌头舔”移到“会咬一口”，再转到最后的“吃掉”列表上。

与此同时，在杰罗姆的菜单上，烤豆子变成了豆子和蔬菜的乱炖，冰激凌也变成了水果泥和种子的混合物。这个过程耗时数月，杰罗姆全家也付出了巨大的努力，但现在他能接受的食物种类已经大大增加了。他的词汇量显著提升，注意力更集中，更加自信，社交参与度更高，而且便秘的问题也得到了解决。杰罗姆的父母对这样的成果非常满意，而且杰罗姆甚至也开始喜欢尝试新食物了！

杰罗姆的案例可能有些极端，但它却证明了一点：特别挑食的孩子也可以学会享用各种各样的食物。改变的过程可能需要大量的时间和耐心，而且假如孩子现在体重偏低、接近体重偏低，或者身体健康相对脆弱，那么您就需要在改变孩子饮食习惯的时候至少确保孩子的体重稳定，从而进一步拉长改变的节奏。

制订计划

首先，准备一个活页文件夹，贴上一句鼓舞人心的标签。这就是您的项目工作簿。然后，您可以访问我们的网站（www.foodforthebrain.org），查找转变孩子饮食习惯的资料包。这个资料包内容丰富，包括饮食日志以及“我为我的孩子设定的目标”“我的孩子的目标”和“需要改进的地方”三个文件，以及一张星星图模板。把适合您家孩子的文件打印出来，放入文件夹。

我为我的孩子设定的目标

请在这个文件里详细列出希望改善孩子饮食习惯的理由。可能的理由包括解决特定的健康问题（如湿疹或睡眠问题）、提升孩子的整体健康状况、改善孩子的行为或在校表现等。

我的孩子的目标

这部分内容需要根据孩子的年龄来制定。请和孩子讨论他们的梦想和抱负。孩子可能希望成绩有进步、交更多的朋友、跑得更快，或者踢足球的技术更好。尽早让孩子和您一起努力，不要让他们唱反调，这一点非常重要。

饮食日志

请为孩子写一本食物日志，记录各个时候的饮食，如上幼儿园或上学的时候、周末以及找外公外婆爷爷奶奶的时候。如果孩子有体重过轻的趋势，请记录孩子的体重，方便追踪。

需要改进的地方

把孩子的饮食习惯与上一章描述的理想状态比一比，确定哪些部分需要改进。可能的问题包括“不吃水果”“只吃白面包”“晚餐的蛋白质不足”等。尽可能多找些问题，并把它们记录下来。

优先次序

您首先需要决定先解决哪些孩子饮食习惯的问题。根据孩子和您的具体情况，您可能决定一次解决多个问题，或者一次只解决一个问题，但请务必设定具体的目标，如“在家和在校都吃全谷物面包”“每天至少吃两种蔬菜”或“每天都要吃早餐”。

规划步骤

定好优先次序之后，请规划出您和孩子为了实现目标需要采取的步骤，如“混着吃1个月白面包或黑面包，然后吃1个月黑面包，最后再转为全谷物面包”。对蔬菜而言，采取的步骤可以是“先往意大利面酱料里混入捣碎的蔬菜，慢慢加大蔬菜的块头”，也可以是“每天晚饭之前吃一根胡萝卜、来点圣女果或者豌豆荚”。

基础的准备工作

尽可能让全家人参与进来，包括哥哥姐姐、祖父母等。就算不

能说服他们帮忙，那么至少也要让他们同意不去干扰您的努力。与所有参与孩子饮食和教育的人沟通，了解幼儿园的饮食情况。如果所有的孩子都喝“果汁”，那么您的孩子能不能喝稀释的果汁，或者只喝水？大家都不希望孩子觉得自己是个另类，但大多数学校用的杯子都不透明，所以其他孩子不会发现的。学校究竟给孩子吃什么？孩子可以选择吃什么吗？如果您对幼儿园或学校提供的食物有意见，那就积极采取行动（详见第二十四章）。

清理橱柜

请清理橱柜，尽可能丢掉不健康的食品。把垃圾食物丢进垃圾桶的时候搞一次“清理仪式”可能有点意思，您也可以举办一场“最后的垃圾食品盛宴”，让所有人吃垃圾食品吃到犯恶心。把不健康的甜点食谱放到书架的最高层，然后购买更健康的食谱（参见推荐阅读）。去超市购物，囤一些健康的食品（参见购物清单）。

采取的策略

您现在准备好了。要改变孩子的饮食习惯，您可能需要绞尽脑汁，使出浑身解数，但这一切都是值得的。请利用项目工作簿跟踪进展情况，并且定期回顾，看看自己究竟有多大的进步。

以身作则

这可能是最重要的一项策略。以身作则听起来很直接，但我们见过很多这样的家庭：家长鼓励孩子吃蔬菜时困难重重，但父母一方或双方自己却完全不吃。

管理选择

清理橱柜的时候，您就已经开始管理孩子的选择了。如果孩子问："为什么我早餐不能吃糖泡芙？"您可以简洁明了地回答："因为我们家没有。"给孩子做饭或吃零食的时候，不要问开放性问题（比如"你想吃什么"），而要提出更有指向性的问题，比如"你想吃苹果还是吃橘子？""晚饭你想吃意大利面还是吃鱼？"

鼓励与热情

还有一点非常重要：用餐时间不能发生争吵、不能制造压力和紧张。要让孩子在用餐时间保持相对平静，您可能需要不断调整策略，但这也是整个过程的一部分。如果一种策略不起作用，那就试试别的策略。

考虑家庭的影响

我家儿子特别听爸爸的话。奶奶说什么对我家女儿都管用。如果有这种情况，那么您完全可以把它利用起来。假如儿子特别听爸爸的话，那么爸爸就可以当儿子的榜样，给他展示吃蔬菜可以让人长得又高又壮。假如奶奶说什么对女儿都管用，那么可能只需要带着女儿去一趟奶奶家，她就会开始吃蔬菜了。

有没有心理因素？

教育心理学家或者儿童心理学家有时能够有针对性地提供专业建议，这对于克服最初的难题可能无比重要。或许您家孩子已经拥有一位学习支持助理，或者正在参与一项教育计划。如果是的话，请一定要好好利用这一点，确保孩子得到的任何其他帮助都在促使孩子接受健康食物。举例来说，非语言性自闭症儿童经常使用图片卡来表达对食物的需求，因此要确保食物卡片和您的营养目标一致。

图表和星星

星星图和星星贴纸对很多小孩来说都非常有效。您可以和孩子一起制定规则、编制图表，让他们“接受”这个系统。您可以选择我们为改变孩子饮食习惯提供的模板，在模板的基础上修改，也可以自行制作，具体示例如下。

食物	周日	周一	周二	周三	周四	周五	周六	合计
1份绿叶蔬菜	√	√	√	√	√	√	√	
1个水果	√	√	×	√	√	√	√	
5颗南瓜子	√	√	√	√	√	√	√	
合计	√	√	×	√	√	√	√	×

连打7个钩 = 周日和爸爸踢足球

为了让图表丰富多彩、趣味十足，您可以画出特定的食物、从杂志上剪照片甚至直接把食物贴在图表上。小女孩可能会喜欢慢慢爬上彩虹的小仙子，等小仙子爬到彩虹最上面的时候，她就可以得到一份奖励，具体的奖励内容可以是一套全新的手工套装，然后您就可以和她一起用新买的套装再画一张图表。新画的图表可能就是一朵花，每尝试一种新食物就加一枚花瓣，等花瓣齐了，就给她奖励。小男孩可能会喜欢在轨道上前行的列车，每当列车到达一个站点，就给他一份奖励。您要找到您家孩子最喜欢的方式，并且要保证即使犯了小小的错误，孩子也不会完全失去获得奖励的机会。对某些孩子来说，把新食物放进嘴里就是一项重大突破。即使孩子最后不太喜欢那种食物，也不要放弃，只需要另选时间再让他们吃就好。到最后，除一些特例外，孩子都会愿意把您给的食物吃掉的。

您也可以在孩子用餐时向他们发放各种颜色的筹码，以此激励他们采取良好的饮食行为。一周结束时，孩子可以拿这些筹码兑换现金或其他奖励，也可以继续积累筹码。等到筹码装满一个罐子后，就可以得到罐子上画着的奖品，如一个新玩具或者一次外出旅行。

记住，您要和孩子站在一条战线上。孩子可以在图表上看到要得到今天的贴纸，只需要吃一勺豌豆就行。所以要是孩子没能完成任务，您要表示遗憾；而要是孩子完成了任务，您就要为他们欢呼。您期待孩子能得到贴纸，但一定要遵守规则。

玩玩捉迷藏

要是孩子怎么都不愿意吃蔬菜，却偏爱番茄酱，那不妨先往番茄酱里加入少许蔬菜泥，日复一日、逐渐增量，这样孩子往往就察觉不到酱料在味道和色彩方面发生了变化。3个月后，孩子的味蕾已经逐渐适应了蔬菜的味道，他们和面条一起吃下去的酱料其实富含营养，也富含维生素。接下来，只需慢慢地改变蔬菜块的大小，让其更贴近原本的形态。等到最后为孩子呈上一盘蔬菜时，他们会认为这种口感很熟悉，可能会更加愿意品尝、享用。

自制的健康替代品

如果孩子只愿意吃鱼条和鸡块，您可以先尝试自己制作，不过要让做出来的东西在外观上尽可能接近市场上卖的样子。您还可以往鸡肉或鱼肉的混合物中加入蒸熟的蔬菜泥或烹煮过的豆泥，最开始只加一点点，随后逐渐提高添加量。最后，孩子将会享用富含营养和纤维素的扁豆条、蔬菜条和汉堡，而非质量可疑且营养匮乏的包装食品。

款待味蕾

从大量垃圾食品过渡到健康的全食物，一项最大的问题是许多深加工产品浓烈的人工风味和大量添加剂。起初，全食物的味道可能比较淡，但只要您坚持下去，逐步引入上述健康食材，以及巧妙运用香草、香料、营养油、柠檬汁等配料后，带来的效果将相当惊人。举例来说，蒸蔬菜可以搭配手挤柠檬汁、一小团鹰嘴豆泥、一块黄油、一份油醋汁或者新鲜的莎莎酱。

特别的器皿

研究表明，食物的呈现方式对孩子的喜好影响颇大。有一项研究考察了46名3～6岁儿童，每名儿童都尝试了十种口味，其中一半的口味呈现方式积极，另一半的呈现方式则不积极。然后，这些儿童再次尝试这些口味（此时的呈现方式没有差别），同时掺杂另外十种口味。结果表明，四岁半及以上的孩子对最初以积极方式呈现的口味识别效果更好，也更喜欢这些口味。

换句话说，如果您想让孩子早餐吃煮鸡蛋，那么可以带着孩子去陶器店，让他们自己选一个杯子，画上鸡蛋。您也可以制作陶器，或给陶器上釉——做一个专门把蛋白质、碳水化合物和蔬菜分开的餐盘，如何？

让孩子参与进来

英国食品协会的研究显示，孩子更愿意食用自己选择的食物。因此，尽管需要简化选择，免得让孩子感到不知所措甚至养成挑食的习惯，但随着孩子不断长大，您也可以让孩子更多地参与进来。举例来说，您可以叫孩子到超市选点水果蔬菜，或者和孩子一起做饭。孩子最开始可以只往沙拉上撒葵花子，然后逐步开始协助准备完整的一顿饭。许多孩子喜欢到了周末和妈妈一起烤蛋糕，请务必选择更健康的食谱。而且，要是您会烤甜点，您也肯定会做健康的菜肴。

一起种菜

研究显示，孩子更愿意吃自家种植的蔬菜，假如他们还自己动手参与了种植过程，那么会吃得更多。孩子可能会对每天观察植物生长兴奋不已，同时很乐意从菜园里收菜。您家可能没地方种一大片蔬菜，但有个花盆就行。观看发芽也可以培养孩子吃各种芽类食物，这件事本身也相当有趣。大多数种子和豆类只需要发几天的芽，然后就可以吃了（更多信息请参见“推荐阅读”和“产品与补充剂”目录）。

万事皆有价

金钱就是力量。假如孩子无论如何都不愿意放弃垃圾食品，您或许需要尝试使用金钱奖励。不过此时，务必建立一套完善的体系，制定明确的规则，规定何种行为可以换取何等奖励。还是一样的，要确保整个过程可视且充满乐趣。您可以制作一幅温度计样式的图表挂在墙上，就和学校以及募捐站做的那种差不多；也可以准备一个足够高的篮子，篮子可以用塑料球装满，篮子的高度对应不同层次的奖品（毕竟孩子需要短期目标和长期目标）。幼儿需要设置每天的目标，最后累积成每周的目标；稍大的孩子可以设置每周或每月的目标，效果会更好。

传统管教

我们的祖辈乃至父母辈不会容忍孩子不吃饭，他们也会毫不迟疑地让犯错的孩子空着肚子上床睡觉。如果您警告了孩子，那就必须做好执行警告措施的准备。如果孩子就是不吃晚饭，那么就把饭盖好放到一边。要是孩子稍后说饿了，就把晚饭加热一下给他们吃。要是您想着孩子饿了，心一软，让他们吃吐司，那么他们就赢了。然而，您需要谨慎使用这一策略，因为体重偏轻或有严重饮食问题的孩子并不适用这个策略。

在家以外的地方吃饭

孩子上幼儿园、上学或者在其他形式的托育机构待过之后，您对孩子饮食的控制力将逐步减弱。不过，您依然需要非常关注您不在身边时孩子都吃了些什么。

幼儿园或学校的饮食

检查幼儿园的餐饮情况至关重要，因为幼儿尚无法自行决定饮食。选择上哪家幼儿园之前，务必了解园方为孩子提供的食物。如果您对这些食物不满意，不妨找下一家。假如家长要求孩子获得更好的饮食，幼儿园通常会予以配合。

然而，等孩子上了学，他们吃什么可能就完全由自己决定了。如果孩子已经形成了健康的饮食习惯，那么他们就更有可能自行选择健康的食物。如果孩子尚未形成健康的饮食习惯，那么提供的食物选择就显得尤为关键。

我们发现，提供一个鼓励孩子选择健康食物的激励机制对在校

自行选择午餐的孩子尤为重要。10岁的孩子可能对降低未来心脏病风险的说法不感兴趣，但如果告诉他们健康饮食可以提高运动技能、提升成绩、少犯错误、皮肤更光滑，这听上去就让人想照着做。最佳营养可以在多个层面提升健康和幸福感，但您需要找到对您家孩子最有吸引力的部分。毕竟，假如一个孩子喜欢艺术、对数学无感，那么“提升数学成绩”可能算不上什么激励。

早餐俱乐部

早餐俱乐部理论上不错，但假如您打算让孩子参加，务必先仔细了解菜单内容。如果所谓“早餐”是含糖麦片、白面包、果酱和果汁饮料，那么您就亲手把孩子送上了血糖过山车。这时，您有两个选择：作为一位负责任的家长，确保俱乐部提供更健康的早餐选项；或者亲自在家为孩子准备早餐。

上学和放学路上

等到孩子开始独自上学、放学，并且手里有一点零花钱的时候，您就没办法阻止他们在路上买糖。不过，如果孩子的书包里塞满了健康的零食，装钱的口袋也没有那么鼓，您便无须过于担忧。另外，如果孩子在家吃过营养丰富的早餐，那么他们在上学路上就不太可能再买别的东西吃。假如孩子习惯了营养均衡的全食物饮食，同时血糖保持稳定，就不太可能过度食用不健康的食物。总的来说，不要过于担忧，孩子的主要饮食来源仍然是家里吃的东西，而这才是最重要的。

保姆和亲戚的影响

在理想情况下，所有与您家孩子待在一起的人都和您一样注重最佳营养，但如果现实情况并非如此，您可能需要给这些人作一些指示。假如您请保姆来照顾孩子，只需给予保姆明确的指示，再稍作解释，这样保姆就能明白为什么您希望为孩子准备特定的食物。

如果孩子要到祖父母家或其他亲戚家待上一段时间，您可能需要更多的沟通技巧。老年人的处事方式通常较为固定，看到孙子孙女来了，很多人都会好好款待一番。如果孩子不经常去祖父母家，这也不是什么问题；如果经常去，那您可能需要谨慎地和孩子的祖父母解释您为什么选择特定的食物，并请求他们合作。在上述情况下，您都可能需要考虑准备一些食物。

让人忧心的儿童菜单

许多餐厅的儿童菜单汇聚了整份菜单上最不健康的食物，通常是汉堡、薯条、冰激凌和碳酸饮料。餐饮行业坚称这些只是让消费者选择的选项，所以顾客需要自己做决定。您完全没有必要点儿童菜单的菜，可以点一份成人的开胃菜，然后与孩子分享主菜，要求用蒸煮的蔬菜或沙拉替代薯条，并选择稀释的果汁，不选碳酸饮料。不过，别忘了之前提到的80:20法则。只要孩子有80%的时间保持健康饮食，您就不必过于担心剩余20%的时间。偶尔的不健康饮食不会造成长期影响。

总 结

要帮助孩子改变饮食习惯，您需要：

- 确定希望实现的目标以及希望实现该目标的理由，并制订计划。
- 使用多种策略说服孩子吃得更健康。年龄较大的孩子能清楚理解自己能从哪些方面受益，说服的效果也最好。
- 尽可能掌控孩子在家以外的饮食情况。但是要记住80:20法则，不要一味过于死板。

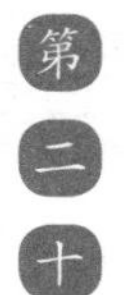

第二十四章

超市的游击战术

随着时间的推移，您终会认识到一个现实：您对孩子的期望与食品制造商及营销人员对孩子的期望往往并不相同。也就是说，您到超市购物时需要采取灵活多变的策略，仔细研读食品标签，深入理解字里行间背后的含义。不过，有一条令人鼓舞的消息：如今我们的选择已经极大丰富，即使在大型连锁超市也同样如此。如果再考虑从健康食品商店购得食物，您就会发现把柜子和冰箱装满营养丰富且美味的食物其实并不难。

以下是购物的12条黄金法则。

不要购买含氢化脂肪的食品

阅读食品标签时，注意查看有没有“氢化”或“植物油”字样。如果食品标签上标明植物油，并且保质期相当长，那么产品当中的油脂就已经氢化，也就是经过了变硬的加工处理。之前在第三章讲过，氢化脂肪会干扰大脑对必需脂肪酸的利用，进而影响大脑的正常运作。

不要购买含糖食品

阅读食品标签时，注意查看有没有糖。这里的“糖”包括蜂蜜、糖浆、蔗糖、葡萄糖、右旋糖、麦芽糖以及任何以“糖”结尾的词。木糖醇、果糖和蓝色龙舌兰糖浆可见于饮料，虽然不会严重影响孩子的血糖水平，但也请您选择这些成分在列表当中的位置非常靠后的产品。

不要购买加工果汁和果汁饮料

之前在第一章提到，加工果汁和果汁饮料跟糖水差不多。制造商可能宣称饮料添加了丰富的维生素和矿物质，请不要被这种说法误导。他们之所以这么说，是因为加工过程已经破坏了原有的天然营养成分。唯一可以接受的果汁是鲜榨果汁，或者是那种保质期很短（最多只有几天）的冷藏果汁。苹果主要含有果糖，所以苹果汁是理想的选择。

选择小包装的奶酪和牛奶

过度摄入乳制品可能引发食物敏感，毕竟牛奶是最常见的一大过敏原。许多奶酪含有大量饱和脂肪酸。如果您和孩子需要食用乳制品，就请不要购买家庭装奶酪和大桶牛奶（除非您家的人有一个足球队那么多）。选择小包装的乳制品可以帮助您控制摄入量。请购买口感浓郁的奶酪（如帕尔马干酪或成熟切达奶酪），这样就可以把奶酪用作点缀，而非大口大口地食用。

选择有机、散养、富含欧米伽3脂肪酸的鸡蛋

鸡蛋是一种优质食品，但其健康价值取决于鸡的健康状态。尽可能选择富含欧米伽3脂肪酸的鸡蛋，最好是有机鸡蛋，最次也要是散养鸡蛋。

不要购买含有添加剂、防腐剂和其他化学物质的食品

您可以回到第六章，仔细查看不可接受的添加剂，并对其严防死守。不过，也请您熟悉可接受的添加剂，这些添加剂实际上也是维生素（详见第六章）。一般来说，成分列表越短，食品很可能越健康。举例来说，面包的成分可能只有三种，也可能有30种。最重要的是，如果您阅读长长的成分列表时觉得很多成分不像是"食物"（比如说不是树上或地里长的），或者觉得这些成分只有拥有化学学位的人才能看明白，那么这就是一条警告，告诉您这个产品可能并不适合孩子食用。

提前制定购物清单并严格遵守

如果孩子要和您一起去购物，这一点就显得尤为重要。您和孩子可以一起列出购物清单。使用诸如"水果蔬菜"之类的大词，这样您就可以根据实际情况挑选新鲜和优质的食品。除非真的忘记了某样需要的东西（这种东西显然并不包括巧克力饼干），否则不要往购物车里放任何清单上没有的食品。如果您能严格执行购物清单，孩子也会逐渐习惯。不管孩子如何苦苦哀求、如何大发脾气，都不要让步。假如您让步了，孩子便会知道发脾气就能得到想要的东西。不要去卖饼干和糖果的地方。要记住，孩子收看儿童电视节目时，插播广告总会宣传各种精制的含糖食品，还有附赠的小塑料礼物。请远离这些诱惑！

购物前先吃点东西

带孩子一起购物时，您可以给孩子准备一点零食。在去超市的路上给孩子一个苹果和几颗巴西坚果，帮助稳定孩子的血糖水平，避免孩子渴求糖分，并防止出现因渴求糖分产生的烦躁情绪。您也可以带瓶水进超市。

优先选择有机食品

某些情况下有机食品和非有机食品的价格差不多，这是一个好消息。不过，要谨慎购买有机加工食品。这类食品的成分可能更优质，可能不含添加剂，但有机比萨依然是比萨，有机薯片依然是薯片，有机蛋糕也可能含有大量糖分。正如先前所提到的，精制碳水化合物对健康饮食来说毫无益处。

优选全食品，远离精制食品和加工食品

换句话说，您需要选择糙米、全食物意大利面和全谷物面包，不要选择白色食品。优先选购整棵蔬菜，不要选择预先切好的蔬菜。从切菜开始，蔬菜的营养就在不断流失。比起预制沙拉和开袋几分钟后就开始变质的沙拉蔬菜，整棵的生菜或卷心菜更健康，也更经济。

多样性为生命添味道

不妨走出舒适圈，尝尝新的食物，特别是新鲜的农产品和各种豆类。您有没有吃过藜麦、珍珠大麦，或者往沙拉里加入生的刮皮甜菜根？食物的多样性是保持良好营养的关键，也能让用餐更有趣味性。

警惕“95%脱脂”

我们在第三章中提到，对脂肪的恐惧是受到误导的结果，真正重要的是脂肪的种类。大部分自称“低脂”的食品都添加了糖分来增添口感，因此未必比不低脂的原始产品更健康。实际上，这一类产品很可能更糟。警惕那些天然高脂却有低脂标识的产品，如低脂黄油。黄油的脂肪含量理应接近100%，因此请查看产品成分，看看制造商究竟添加了什么替代品。

第二十五章

打造神童的补充剂

纵观全书，我们不断证明多样且富含营养的饮食是儿童身心健康发展的基础。然而，有时即便是最优质的饮食也无法提供人体所需的全部营养物质——食物经常长途运输、可能已经储存了几个月，孩子非常挑食等因素都会造成这种情况。部分孩子因为独特的生物学特性会更加需要某些营养物质，每天提供每一样营养都完美均衡的菜肴也需要面临物流方面的挑战。因此，补充剂至关重要。

要确保孩子充分获取所需的所有维生素和矿物质、达到最佳营养状态，最可靠的方法就是服用补充剂。如果孩子存在健康问题，无论是经常感染还是有行为或睡眠问题，补充剂就更为重要。请记住，有许多维生素和矿物质都对健康必不可少，任何一种营养物质的轻度缺乏都可能影响正在发育的孩子。

开始服用补充剂的时机

开始给孩子断奶的时候就可以补充营养物质了。只要您还在哺乳，就请您给自己补充营养物质，然后通过母乳将营养物质传递给孩子。

下表列出了提供合理健康饮食的情况下，从断奶到13岁期间孩子理想状态下每日维生素、矿物质和必需脂肪酸的补充量。14岁及以上的孩子的营养物质需求与成人相同。成人的营养物质需求量参见帕特里克·霍尔福德的著作《营养圣经》，或登录www.patrickholford.com，查看每日营养物质最佳摄入量表格。

理想的每日补充剂补充方案

年龄（岁）	< 1	1~2	3~4	5~6	7~8	9~11	12~13
营养物质							
维生素							
A（视黄醇）（mcg）	500	650	800	1000	1500	2000	2500
D（mcg）	3	4	5	7	9	11	12
E（mg）	13	16	20	23	30	40	50
C（mg）	100	150	300	400	500	600	700
B_1（硫胺）（mg）	5	6	8	12	16	20	24
B_2（核黄素）（mg）	5	6	8	12	16	20	24
B_3（烟酸）（mg）	7	12	16	18	20	22	24
B_5（泛酸）（mg）	10	15	20	25	30	35	40

续表

年龄（岁）	< 1	1~2	3~4	5~6	7~8	9~11	12~13
B_6（吡哆素）（mg）	5	7	10	12	16	20	25
B_{12}（mcg）	5	6.5	8	9	10	10	10
叶酸（mcg）	100	120	140	160	180	200	220
生物素（mcg）	30	45	60	70	80	90	100
矿物质							
钙（mg）	150	165	180	190	200	210	220
镁（mg）	50	65	80	90	100	110	120
铁（mg）	4	5.5	7	8	9	10	10
锌（mg）	4	5.5	7	8	9	10	10
锰（mcg）	300	350	400	500	700	1000	1000
碘（mcg）	40	50	60	70	80	90	100
铬（mcg）	15	19	23	25	27	30	30
硒（mcg）	10	18	20	24	26	28	30
铜（mcg）	400	550	700	800	900	1000	1000
必需脂肪酸							
GLA（mg）	50	75	95	110	135	135	135
EPA（mg）	100	175	250	300	350	350	350
DHA（mg）	100	140	175	200	225	225	225
额外的大脑营养物质（可选，详见第二篇）							
磷脂酰胆碱（PC）（mg）	250～400						
磷脂酰丝氨酸（PS）（mg）	20～45						
DMAE（mg）	200～300						
谷氨酰胺（mg）	250～1000						
（精氨酸）焦谷氨酸（mg）	300～450						
三甲基甘氨酸（TMG）（mg）	250～1000						

选择正确的补充剂

您需要为孩子考虑多种维生素和矿物质配方补充剂和必需脂肪酸补充剂。存在特定情绪、学习或行为问题的孩子可能会额外需要补充大脑营养物质。

选一个好的多种维生素

许多公司都推出了专为儿童打造的多种维生素和矿物质补充剂，包含所有必需的营养物质（详见第310～312页）。您可以依据上表查询营养物质的含量。根据孩子的口感偏好，您可以选择咀嚼型配方（如果孩子稍小，则为可碾碎配方）、液态配方或可溶配方。

理想情况下，孩子应在早餐时服用补充剂，但绝对不要在临睡前服用，理由是B族维生素存在轻度的兴奋作用。谷氨酰胺对一部分孩子（特别是自闭症谱系患儿）可能有刺激作用，对这些孩子可能并不适用。相较成人，孩子对维生素毒性通常更敏感。虽然上表给出的剂量都在最敏感的孩子的任意毒性极限以内，但如果没有营养治疗师的指导和监督，我们依然不建议尝试提供远超上表推荐水平的剂量。

您可能注意到我们推荐的营养物质水平远超RDA，这是因为大多数必需营养物质的RDA是防止出现显著营养缺乏症所需的量。举例来说，维生素C的RDA足以预防坏血病，但大量证据表明有利于形成最佳健康状态的维生素C最佳摄取量超过RDA数倍。部分必需营养物质（如必需脂肪酸）甚至都没有RDA。

除非您正在尝试纠正特定的问题、正在给予谷氨酰胺粉末或益生菌，否则建议您在大多数情况下选择可咀嚼的多种维生素和矿物质，通常每过2岁加服一粒。也就是说，8岁的孩子每天要服用四粒，不过具体的服用量当然取决于补充剂的维生素和矿物质含量，所以请参照我们的指导标准确定服用量。最好将补充剂分次服用，可以早餐两粒、午餐两粒。如有必要，您可以随时将补充剂碾碎，加入水或稀释的果汁服用。

然而，可咀嚼的多种维生素和矿物质大都存在维生素C、锌、钙或镁含量不足的问题，这是因为维生素C味道酸涩、锌带有金属味，而钙和镁则会提高咀嚼片的硬度，让它变得更难嚼。然而，解决这个问题的方法很多。假设您遵照我们的建议，每天都让孩子吃磨碎的种子，那么您就保证了一定的锌、钙和镁供应。您可以往饮品当中加入钙粉或镁粉、成分包含抗坏血酸钙或抗坏血酸镁的可咀嚼维生素C以及锌滴剂，达到一石三鸟的效果。如果孩子睡眠不佳，需要补镁，那么就可以试试上面的饮品。要给孩子额外补充一点维生素C，最好确保孩子每天摄入至少五份水果蔬菜。补充维生素C的最佳食品是辣椒、西蓝花、浆果和柑橘类水果。

必需脂肪酸

只要孩子每周吃三次含油鱼类、每天吃一份种子，那么他们摄入的必需脂肪酸就应足以支持大脑发育、提升智商、维护免疫系统，并保持皮肤健康。然而，如果孩子不吃鱼，也没有每天吃种子，我们建议您往孩子的饮食当中添加必需脂肪酸配方。前面的表格给出了补充剂所需达到的大致水平，前提是孩子从种子和含油鱼类再次获得等量的必需脂肪酸。最好采用同时含有GLA（欧米伽6脂肪酸）、DHA和EPA的补充剂，后两者是对生长发育最为重要的欧米伽3脂肪酸（详见“产品和补充剂”目录）。最重要的必需脂肪酸是欧米伽3脂肪酸，您可以买到许多不同形式的补充剂，有胶囊、饮品和微胶囊。请放心刺破胶囊，把内容物加入果汁或食物。

额外的大脑营养物质

除必需维生素、矿物质和必需脂肪酸外，我们还特别强调了磷脂（PC、PS、DMAE）、谷氨酰胺和其同源物焦谷氨酸的重要性。我们也可以补充这些营养物质（参见“产品和补充剂”目录），但它们通常以幼儿难以吞咽的片剂形式出现。要补充PC的话，您可以往麦片当中加入卵磷脂颗粒，通常添加一汤匙普通卵磷脂或一茶匙高PC卵磷脂即可。谷氨酰胺也有易溶于水或稀释果汁的粉末形式。

总 结

要让孩子获得足够的营养物质，您需要：

- 根据本章给出的营养物质水平，为孩子选择优质的多种维生素和多种矿物质配方。
- 每天给孩子补充一颗欧米伽3鱼油补充剂，再补充一点欧米伽6脂肪酸。
- 如果孩子有情绪或行为问题，请采用专门的“大脑食物”配方，内含本章列出的额外的大脑营养物质，并向经验丰富的营养治疗师寻求帮助。

购物清单

水果蔬菜

新鲜低糖水果：苹果、梨、李子、杏子、浆果（最好是有机水果）

冷冻混合浆果：浆果含糖量很低，并且富含生物类黄酮。冷冻浆果可以很方便地加入您家孩子全年的饮食

新鲜蔬菜：生菜、芝麻菜、西洋菜、菠菜、圣女果、黄瓜、小葱、苜蓿芽、水芹、夏南瓜（毛利瓜）、洋葱、红葱头、蘑菇、嫩茎西蓝花、紫芽西蓝花或普通西蓝花、卷心菜、茄子、胡椒（最好是有机蔬菜），并且保证多选些可以生吃的蔬菜

小土豆：这些土豆生长的时间短、体积也小，糖分水平还没有上升到很高，所以含有的糖分是所有土豆当中最低的

红薯（番薯）：富含抗氧化剂β-胡萝卜素

新鲜香草：罗勒、平叶欧芹、香菜和韭菜

鳄梨（牛油果）：搭配一片番茄，就是绝佳又低糖的烤制食品配菜；也可以添加橄榄油、柠檬汁、胡椒，然后用叉子压碎。如果孩子愿意吃的话，还可以再放一瓣大小的蒜泥

柠檬或青柠：可以把汁水挤到鱼上，去除鱼腥味

大蒜

新鲜生姜

生鲜食品

有机乳制品：或不含动物奶的替代产品，如豆浆、燕麦奶或者藜麦奶。这些产品含有的糖分适中，而米浆和坚果奶往往含有大量糖

天然活菌酸奶：天然绵羊酸奶、天然山羊酸奶也都可以，这二者更易消化，还可以购买不含动物奶的大豆酸奶

新鲜的沙丁鱼、鲭鱼和烟熏鲱鱼，或者这些鱼的罐头：与大型肉食鱼类（如金枪鱼和剑鱼）相比，这些高脂肪的小型鱼类积累的污染物和重金属更少，是更加安全的欧米伽3鱼油来源

储藏柜基本食材

有机或散养鸡蛋：亚麻籽喂养的鸡产下的鸡蛋是欧米伽3脂肪酸的优良来源

干豆子或豆子罐头：扁豆、鹰嘴豆、花豆、红芸豆、四季豆或多种豆类的混合。选择用水罐装的豆子，或者食用前充分清洗，尽可能地剔除来自罐头内液体的盐分

黑麦面包（德国粗黑麦面包或酸面包）：考虑到有一些面包品牌会添加小麦，如果您家孩子不能吃小麦，请小心查看标签内容

粗燕麦饼：这种饼口感良好、粗糙、有嚼劲，与精粮做成的饼

比起来含糖量也更低

全麦意大利面：选择不含麸质的那一种（如糙米），如果有必要的话，也可以选择荞麦做成的意大利面，荞麦意大利面的含糖量比稻米或玉米做成的意大利面更低

棕色印度香米：味道与坚果类似，有嚼劲，比普通白米更美味，并且是所有稻米当中含糖量最低的一种

荞麦面：它的原材料是不含麸质的荞麦，烹调迅速，无论冷热都可以加入沙拉、蒸薯条或拌薯条一起食用。鉴于有些品牌的荞麦面还含有小麦，建议购买由100%荞麦制成的荞麦面

藜麦：一种原产南美的美味水果，长相和烹调方法都和谷物类似。它含有所有种类的必需氨基酸，同时脂肪含量低、矿物质丰富，是一种完美的蛋白质食品。您可以在大超市的特产区或者健康食品商店买到它

全有机燕麦：大超市和健康食品商店有售

全大麦片和全黑麦片：可以替代燕麦食用，只是需要的烹调时间略长。健康食品商店有售

玉米粉：用于增加酱料和布丁的稠度

椰子油：非常稳定的烹调用油，基本无味，可以用于分散、煎炒和烘焙食物。在室温下为固体，加热后即可融化成液体油；烹调时不升高胆固醇，也不产生有害的反式脂肪酸

特级初榨橄榄油：用于配制沙拉酱

芝麻油：用于制作亚洲地区的酱料和菜肴，为北非小米、藜麦或稻米沙拉增鲜

日式溜酱油：是一种不含小麦的酱油，大超市和健康食品商店有售。在家制作烘烤类食品时，可以在南瓜子上洒几滴

罐装番茄丁：与生番茄相比，烹调后的番茄的抗氧化剂番茄红素含量更高，所以类似的番茄制品对身体有益，也属于健康食品

番茄泥

晒干的番茄酱

多个酱料罐：如果时间很紧张，那么优质意大利面配上咖喱酱即是一个良好的备用选项。只需要把这些材料与扁豆、豌豆、一点肉和一点蔬菜混在一起，然后再和全谷物意大利面或糙米一同食用，即可享用一顿快速、简便又健康的饭

橄榄：不要购买有色素和添加剂的制品，产自希腊卡拉玛塔地区的橄榄湿度恰到好处，同时非常可口

南瓜子酱：味道和花生黄油酱接近，但南瓜子酱的必需脂肪酸和锌含量更高。对大多数坚果过敏的儿童来说，南瓜子酱是一个良好的替代选项。开封后请保持冷藏状态，防止容易变性的欧米伽3和欧米伽6必需脂肪酸变质

松脆花生酱：选择不加甜味剂的品牌或者另选一种坚果制成的酱（如杏仁、榛子或者腰果）。好的酱料只有两种配料：坚果和盐

木糖醇：一种天然、低碳水的代糖物质，具有甜味，不影响血糖水平，热量只有糖类的1/3

不加盐、非烤制的坚果和种子：用作小吃，也可供烹调

黑胡椒：往含油的鱼上撒一点，再挤些柠檬汁或青柠汁，可以去腥

海盐：矿物质平衡，同时不存在“抗结剂”

蔬菜清汤粉：可以替代汤料块的一种素食粉末，不含麸质、酵母和大豆，无须溶于水，可以在烹调的任意阶段加入

干香草和干香料：前往健康食品商店，购买未经过辐照、经有机干燥的香草和香料

推荐阅读

- R.Elliot. 豆类百科全书（*The Bean Book*）[M]. Thorson出版社，2000.
- B.Cousins. 不含特定物质的简易做菜法（*Cooking Without Made Easy*）[M]. Harper Thorsons出版社，2005.
- S.Halvorsen. 疫苗的真相：我们是怎样身为豚鼠而不自知的（*The Truth About Vaccines: How We Are Used As Guinea Pigs Without Knowing It*）[M]. Gibson Square出版社，2007.
- P.Holfold. 营养圣经（*The Optimum Nutrition Bible*）[M]. Piatkus出版社，2009.
- P. Holfold和S. Lawson. 怀孕前、中、后的最佳营养（*Optimum Nutrition Before，During and After Pregnancy*）[M]. Piatkus出版社，2009.
- P. Holfold和J. Braly. 隐蔽的食物过敏（*Hidden Food Allergies*）[M]. Piatkus出版社，2009.
- P. Holfold和F. McDonald Joyce. 低糖餐食谱（*The Low-GL Diet Cookbook*）[M]. Piatkus出版社，2010.
- P. Holfold和F. McDonald Joyce. 聪明孩子的食物选择（*Smart Food for Smart Kids*）[M]. Piatkus出版社，2010.
- A. Wigmore. 芽类百科全书（*The Sprouting Book*）[M]. Avery出版社，1986.

相关资源

营养

大脑生物中心（The Brain Bio Centre）是慈善组织“大脑的食粮”（见下）下属的治疗诊所，位于英国伦敦。该诊所将最佳的营养策略纳入实践，为存在精神健康问题（包括学习困难、阅读障碍、ADHD、自闭症、阿尔茨海默病、痴呆症、记忆丧失、抑郁症、焦虑症和精神分裂症）的人群提供治疗方案。黛博拉·科尔森（Deborah Colson）是该诊所的儿童专家。如需了解更多信息，请拨打020-8332-9600，或访问www.brainbiocentre.com。

大脑的食粮（Food for the Brain）是一个教育性慈善组织，致力于推动最佳营养和精神健康之间的联结，首席执行官是帕特里克·霍尔福德（Patrick Holford）。大脑的食粮儿童问卷（Food for the Brain Child Survey）调查了超过10,000名儿童，比较了这些儿童的饮食习惯、行为和学习情况。该问卷的全部结果见该组织官网。此外，该组织还为您免费提供儿童饮食转换资料包，帮助您改善您家孩子的健康。如需了解更多信息，请访问www.foodforthebrain.org。

最佳营养学会（The Institute for Optimum Nutrition，ION）拥有为期3年的营养治疗预科课程、一家诊所、全英国的营养师名单、咨询服务和季刊《最佳营养》（*Optimum Nutrition*）。如需了解更多信息，请联系ION（地址：Avalon House，72 Lower Mortlake Road，Richmond TW9 2JY），拨打020-8614-7800，或访问www.ion.ac.uk。如需寻找您附近的推荐营养师，请访问www.patrickholford.com，点击“建议”，然后点击“寻找营养师”。

儿童和家长的支持性资源

儿童热线（ChildLine）是为英国儿童和青少年开通的免费求助热线，可以通过该热线与接线的顾问商讨任意问题。该热线全天候开放，全年无休。如需了解更多信息，请拨打0800-1111。

多动儿童互助小组（The Hyperactive Children's Support Group，HACSG）是一个英国慈善组织，为希望不用药物治疗ADHD的家长和专业人员提供相关支持和信息。该组织为多动儿童及这些儿童的家长提供帮助和支持，开展相关研究，探讨多动症的原因和治疗方法，并公开当下进展的相关信息。英国境内有一些由多动儿童的家长发起的本地小组，也有愿意帮助本地小组新成员的家长联络员。如需了解更多信息，请联系HACSG（地址：71 Whyke Lane，Chichester，West Sussex P019 7PD，UK）（请为所有的一般信息、文章材料和饮食小册子附上一份SAE），拨打01243-539966，或访问www.hacsg.org.uk。

英国国家自闭症协会［The National Autistic Society （UK）］

是一个慈善组织，致力于加深对自闭症的了解以及探索针对自闭症人群监护人的专业服务。如需了解更多信息，请联系英国国家自闭症协会（地址：393 City Road，London，EC1V 1NG），拨打020-7833-2299，或访问www.nas.org.uk。

阅读障碍行动（Dyslexia Action）是针对阅读障碍人群的评估和教育以及教师培训而设立的教育性慈善组织。虽然大多数学校会进行测试（该测试对是否延长考试时间很有必要），但该组织也可以用心理学测试评估您家孩子的情况，并且能指派特殊需求教师，为您家孩子面临的实际困难提供帮助。如需了解更多信息，请联系阅读障碍行动（地址：Park House，Wick Road，Egham，Surrey，TW20 0HH，UK），拨打01784-222300，发送邮件到info@dyslexiaaction.org.uk或访问www.dyslexiaaction.org.uk。

战胜饮食问题（Beating Eating Disorders）为受到饮食问题，特别是神经性厌食症、贪食症和暴食症困扰的人群提供帮助和支持。可以拨打该组织的青少年热线0845-634-7650，也可以访问www.b-eat.co.uk。

实验室检测

YorkTest Laboratories实验室可以进行食物过敏（IgG ELISA）和同型半胱氨酸检测。您可以使用居家检测材料包，取指尖血样，然后将血样送至实验室分析。如需了解更多信息，请拨打免费电话0800-0746185或访问www.yorktest.com。

Trace Elements, Inc.（美国）实验室可以进行毛发矿物质分析。该实验室是全球卫生健康专业人士合作的顶尖毛发矿物质分析实验室。如需了解更多信息，请联系该实验室的英国代理Mineral Check（地址：Bull Cottage，Lenham Heath Road，Lenham Heath，Maidstone，Kent ME17 2BP，UK），拨打01622-850500或访问www.mineralcheck.com或www.traceelements.com。

Biolab可以开展血液必需脂肪酸检测、尿液HPL检测、化学敏感性阵列检测、有毒元素筛查等检测项目，但只有有资质的医务人员才能请求检测。如需了解更多信息，请联系Biolab（地址：Biolab Medical Unit，The Stone House，9 Weymouth Street，London W1W 6DB，UK），拨打020-7636-5959或访问www.biolab.co.uk。

产品

活食（Living Foods）是一款专业的促种子发芽产品，含有令种子发芽的一切物质，入门产品套装仅需6英镑。如需了解更多信息，请联系活食（地址：Pier House，Quay Street，St Ives，Cornwall TR26 1PT），拨打01736-791-981或访问www.sproutingseeds.co.uk。

通过贝茨疗法，可以以自然的方式改善视力。如需了解该疗法、寻找该疗法的教员，请访问www.seeing.org。

补充剂

多种维生素和矿物质补充剂

如果从最佳营养水平的角度来看，最好的多种维生素嚼片是Biocare公司生产的“儿童最佳营养片”（Optimum Nutrition for

Children）。等孩子长大到可以吞咽胶囊后，理想的补充剂是Biocare公司的“最佳营养配方”（Optimum Nutrition Formula）。Higher Nature公司生产的Calma-C是一种味道上佳的饮料，能为正在长身体的孩子提供额外的钙和镁。

Biocare公司的液体矿物质和维生素产品系列都很不错，可以往其他饮料和食品当中添加数滴食用。

必需脂肪酸和鱼油补充剂

DHA和EPA是最重要的两种欧米伽3脂肪酸，它们在鱼肝油当中的含量最高。GLA是最重要的欧米伽6脂肪酸，它在琉璃苣油当中的含量最高。本书作者尤为推荐Biocare公司的“必需欧米伽”（Essential Omegas），该产品是一种EPA、DHA和GLA的高度浓缩混合补充剂，并且三种脂肪的配比极佳。Equazen公司的Eye Q也是一项不错的选择。

七海公司（Seven Seas）生产优质的高浓度鱼肝油，其中也含有维生素A。Nutri公司的Eskimo-3或儿童装Eskimo也是EPA和DHA的优质来源。所谓的儿童装Eskimo，是一种没有鱼味的液体，而原装Eskimo则是一种基本呈中性、未作任何调味处理的液体。

素食只能提供EPA和DHA的前体，不能直接提供EPA和DHA，所以要补充这两种欧米伽3脂肪酸的话，素食不是首选。但如果您希望按素食的方法来，那就可以购买Higher Nature公司的“欧米伽营养”（Omega Nutrition）产品，油、调味油和胶囊都可以。如果您选择购买调味油，您家孩子又有食物过敏的情况，那么请您仔细检查配料表。

益生素（益生菌）

本书作者推荐Higher Nature公司的酸性益生菌粉（Acidobifidus powder）或Biocare公司的草莓或香蕉味乳酸杆菌粉，后者可以添加到食物或饮品当中食用。Biocare公司还生产一款名为“婴儿益生菌”（Bifidobacterium Infantis）的益生菌产品，该产品含有的益生菌菌株特别针对各个年龄段的婴儿。等到孩子稍大、可以吞咽胶囊后，就可以食用Biocare公司的“生物乳酸杆菌”（Bio-Acidophilus）产品。布拉氏酵母菌虽然不是严格意义上的益生菌，但对提高肠道免疫力非常重要。Nutri公司生产布拉氏酵母菌的相关产品。

降低同型半胱氨酸的营养物质

有多家公司生产降低同型半胱氨酸的优质产品，包括Connect（Biocare公司）和“同型半胱氨酸调节剂”（Homocysteine Modulators；Solgar公司）。Connect的优势在于维生素B_{12}以效果最好的甲基钴胺素形式存在。通常情况下，降低同型半胱氨酸的营养物质只需服用数周，至多服用数月。

益脑营养素和磷脂补充剂

需要额外补充的益脑营养素有磷脂（如磷脂酰胆碱和磷脂酰丝氨酸）、焦谷氨酸盐和DMAE。卵磷脂颗粒当中就含有磷脂酰胆碱（PC），而早餐添加卵磷脂颗粒，可以让早餐更加美味。Higher Nature公司的“高PC卵磷脂颗粒”（High PC Lecithin Granules）产品含有的PC比其他卵磷脂产品高30%。Biocare公司的“益脑食品配方”（Brain Food Formula）产品则同时含有上述全部益脑营养素。

公司目录

英国境内

下列公司生产的优质补充剂能在英国境内轻松购得。

Biocare公司生产多种营养补充剂和药草补充剂，并有优质的儿童用系列产品，各家良好健康食品商店均有售。如需联系离您最近的供应商，请拨打0121-433-3727或访问www.biocare.co.uk。

Higher Nature公司生产多种营养补充剂和药草补充剂，各家良好健康食品商店均有售，也可通过邮件订购。如需联系离您最近的供应商，请拨打0800-458-4747、发送电子邮件到info@higher-nature.co.uk或访问www.highernature.co.uk。

Nutri公司生产多种营养补充剂，并有儿童可服用的鱼油产品（如Eskimo系列产品）和布拉氏酵母菌产品（品名：Gi-Sol），各家良好健康食品商店均有售。如需联系离您最近的供应商，请拨打0800-212-742。

七海公司（Seven Seas）是一家专业生产鱼肝油的公司，产品在健康食品商店、药房和超市均有售，也可访问www.sseas.com购得。

Solgar公司生产多种营养补充剂和药草补充剂，各家良好健康食品商店均有售。如需联系离您最近的供应商，请拨打01442-890-355或访问www.solgar.co.uk。

全面营养（Totally Nourish）是一家线上健康食品商店，出售包括居家检测包和补充剂在内的多种健康产品，如需联系离您最近的供应商，请访问www.totallynourish.com或拨打免费电话0800-085-7749。

其他地区

南非

Bioharmony公司在南非和其他非洲国家和地区生产多种产品。如需联系离您最近的供应商，请拨打021–910–2767或访问www.bioharmony.co.za。

澳大利亚

Solgar公司的补充剂在澳大利亚有售。如需联系离您最近的供应商，请拨打1800–029–871（免费电话）联系Solgar，或访问网址：www.solgar.com.au。Blackmores牌的产品也不错。

新西兰

Biocare公司的产品在新西兰有售。请联系Aurora Natural Therapies（地址：12A Battys Road，Springlands，Blenheim 7201，New Zealand）。网址：www.aurora.org.nz。

新加坡

Biocare公司的产品在新加坡有售。如需联系离您最近的供应商，请联系Essential Living（电话：6276–1380）或访问www.essliv.com。

参考文献

第二章：此碳水非彼碳水

1. A. G. Schauss, *Nutrition and behavio*r, Journal of Applied Nutrition, Vol 35(1), 1983, pp. 30–35.

2. D. Benton et al., *The impact of the supply of glucose to the brain on mood and memory*, Nutr Rev, Vol 59(1 Pt 2), 2001, pp. S20–21.

3. D. Benton et al., *Mild hypoglycaemia and questionnaire measures of aggression*, Biol Psychol, Vol 14(1–2), 1982, pp. 129–135.

4. J. Yaryura–Tobias and F. Neziroglu, *Violent behaviour, Brain dysrythmia and glucose dysfunction: A new syndrome*, J Ortho Psych, Vol 4, 1975, pp. 182–185.

5. M. Bruce and M. Lader, *Caffeine abstention and the management of anxiety disorders*, Psychol Med, Vol 19, 1989, pp. 211–214.

6. W. Wendel and W. Beebe, *Glycolytic activity in schizophrenia*, in D. Hawkins and L. Pauling (eds), Orthomol Psychiatry, 1973.

7. R. Prinz and D. Riddle, *Associations between nutrition and behaviour in 5 year old children*, Nutr Rev, Vol 43, suppl., 1986.

8. L. Christensen, *Psychological distress and diet: Effects of sucrose and caffeine*, J Appl Nutr, Vol 40(1), 1988, pp. 44–50.

9. D. Fullerton et al., *Sugar, opionoids and binge eating*, Brain Res Bull, Vol 14(6), 1985, pp.273–280.

10. L. Christensen, *Psychological distress and diet: Effects of sucrose and caffeine*, J

Applied Nutr, Vol 40, 1988, pp. 44–50.

11. M. Colgan and L. Colgan, *Do nutrient supplements and dietary changes affect learning and emotional reactions of children with learning difficulties? A controlled series of 16 cases*, Nutr Health, Vol 3, 1984, pp. 69–77.
12. S. Schoenthaler et al., *The impact of low food additive and sucrose diet on academic performance in 803 New York City public schools*, Int J Biosocial Research, Vol 8(2), 1986, pp. 185–195.
13. R. J. Prinz et al., *Dietary correlates of hyperactive behaviour in children*, J Consulting Clin Psychol, Vol 48, 1980, pp. 760–769.
14. S. J. Schoenthaler et al., *The effect of randomised vitamin-mineral supplementation on violent and non-violent antisocial behaviour among incarcerated juveniles*, J Nut Env Med, Vol 7, 1997, pp. 343–352.
15. L. Langseth and J. Dowd, *Glucose tolerance and hyperkinesis*, Fd Cosmet Toxicol, Vol 16, 1978, p. 129 05–OptNutChildMind–Ends–cpp:Layout 1 15/12/09 14:13 pp. 279.
16. K. B. Scribner et al., *Hepatic steatosis and increased adiposity in mice consuming rapidly vs. slowly absorbed carbohydrate* Obesity (Silver Spring). Vol 15(9), 2007, pp. 2190–2199.
17. R. G. Walton et al., *Adverse reactions to aspartame: Double blind challenge in patients from a vulnerable population*, J Biol Psychiatry, Vol 34(1–2), 1993, pp.13–17.
18. S. E. Swithers and T. L. Davidson, *A Role for Sweet Taste: Calorie Predictive Relations in Energy Regulation by Rats*, Behavioral Neuroscience, Vol 122(1), 2008, pp. 161–173.
19. K. A. Wesnes et al., *Breakfast reduces declines in attention and memory over the morning in schoolchildren*, Appetite, Vol 41, 2003, pp. 329–331.
20. K. Gilliland and D. Andress, *Ad lib caffeine consumption, symptoms of caffeinism, and academic performance*, Am J Psychiatry, Vol 138(4), 1981, pp. 512–514.
21. N. J. Richardson et al., *Mood and performance effects of caffeine in relation*

to acute and chronic caffeine deprivation, Pharmacology, Biochemistry and Behavior, Vol 52(2), 1995, pp. 313–320.

第三章：脂肪的“黄金三镖客”

1. M. Makrides, *Are long-chain polyunsaturated fatty acids essential nutrients in infancy?* Lancet, Vol 345, 1995, pp. 1463–1468.
2. L. Stevens, *Essential fat metabolism in boys with attention-deficit hyperactivity disorder*, Am J Clin Nutr, Vol 62, 1995, pp. 761–768.
3. P. Willatts et al., *Effect of long-chain polyunsaturated fatty acids in infant formula on problem solving at 10 months of age*, Lancet, Vol 352, 1998, pp. 688–691.
4. J. B. Helland et al., *Maternal supplementation with very-long-chain n-3 fatty acids during pregnancy and lactation augments children's IQ at 4 years of age*, Pediatrics, Vol 111, 2003, pp. 39–44.
5. A. J. Richardson and B. Puri, *A randomized double-blind, placebo-controlled study of the effects of supplementation with highly unsaturated fatty acids on ADHD-related symptoms in children with specific learning difficulties*, Prog Neuropsychopharm Biol Psychiat, Vol 26(2), 2002, pp. 233–239.
6. A. J. Richardson and P. Montgomery, *The Oxford-Durham study: A randomized controlled trial of dietary supplementation with fatty acids in children with developmental coordination disorder*, Pediatrics, Vol 115, 2005, pp. 1360–1366.
7. L. J. Stevens et al., *Essential fat metabolism in boys with attention-deficit hyperactivity disorder*, Am J Clin Nutr, Vol 65, 1995, pp. 761–768.
8. J. R. Burgess, ADHD: observational and interventional studies, NIH workshop on omega–3 EFAs in psychiatric disorders, National Institutes of Health, Bethesda, Maryland, US, 1988.
9. A. J. Richardson and B. Puri, *A randomized double-blind, placebo-controlled study of the effects of supplementation with highly unsaturated fatty acids on ADHD-related symptoms in children with specific learning difficulties*, Prog

Neuropsychopharmacol Biol Psychiatry, Vol 26(2), 2002, pp. 233–239.

10. R. DeCaterina and G. Basta, *n-3 Fatty acids and the inflammatory response – biological background*, European Heart Journal Supplements 3, June, 2001, Suppl D: D42–D49.

11. I. Hwang et al., *N-3 polyunsaturated fatty acids and atopy in Korean preschoolers*, Lipids, Vol 42(4) 2007, pp. 345–349.

12. S. E. Carlson et al., *Long-term feeding of formulas high in linolenic acid and marine oil to very low birth weight infants: Phospholipids fatty acids*, Pediatr Res, Vol 30, 1991, pp. 404–412.

13. A. J. Richardson and P. Montgomery, *The Oxford-Durham study*, Pediatrics, 2005.

第四章：蛋白质的力量

1. W. Poldinger et al., *A functional-dimensional approach to depression: Serotonin deficiency and target syndrome in a comparison of 5-hydroxytryptophan and fluvoxamine*, Psychopathol, Vol 24(2), 1991, pp. 53–81.

2. J. B. Deijen et al., *Tyrosine improves cognitive performance and reduces blood pressure in cadets*, Brain Research Bulletin, Vol 48(2), 1999, pp. 203–209.

3. I. S. Shiah and N. Yatham, *GABA functions in mood disorders: An update and critical review*, Nature Life Sciences, Vol 63(15) 1998, pp. 1289–1303.

第五章：必需维生素和充满魔力的矿物质

1. A. Lucas et al., *Randomised trial of early diet in preterm babies and later intelligence quotient*, BMJ, Vol 317, 1998, pp. 1481–1487.

第六章：抗营养物质和避免摄入的方法

1. H. L. Needleman et al., *The long-term effects of exposure to low doses of lead in childhood: An 11-year follow-up report*, N Engl J Med, Vol 332, 1990, pp. 83–88.

2. S. Davies, editorial, J Nut Med, Vol 2(3), 1991, pp. 227–247.

3. B. Bateman et al., *The effects of a double blind, placebo controlled, artificial food colourings and benzoate preservative challenge on hyperactivity in a general population sample of preschool children*, Archives of Disease in Childhood, Vol 89, 2004, pp. 506–511.
4. D. McCann et al., *Food additives and hyperactive behaviour in 3-year-old and 8/9-year-old children in the community: a randomised, double-blinded, placebo-controlled trial*, Lancet, Vol, 370(9598), 2007, pp. 1560–1567.
5. N. I. Ward et al., *The influence of the chemical additive tartrazine on the zinc status of hyperactive children – a double-blind placebo controlled study*, J Nutr Med,Vol 1, 1990, pp. 51–57.

第七章：深入肠道

1. L. V. Hooper et al., *How host-microbial interactions shape the nutrient environment of the mammalian intestine*, Annu Rev Nutr, Vol 22, 2002, p. 283.

第八章：投喂孩子的大脑

1. B. Gesch, *Influence of supplementary vitamins, minerals and essential fats on the antisocial behaviour of young adult prisoners*, Brit J Psychiatry, Vol 181, 2002, pp. 22–28.
2. A. J. Richardson and P. Montgomery, *The Oxford-Durham study: A randomized controlled trial of dietary supplementation with fatty acids in children with developmental coordination disorder*, Pediatrics, Vol 115, 2005, pp. 1360–1366.
3. A. Borjel et al., Homocysteine Metabolism, 5th International Conference Abstract, Italy, June 2005.
4. C. M. Carter et al., *Effects of a few food diet in attention deficit disorder*, Archives of Disease in Childhood, Vol 69, 1993, pp. 564–568.
5. World Health Organization, The World Health Report 2001 – Mental Health: New Understanding, New Hope, WHO, 2001. Available at www.who.int/whr/2001/.

6. A. Borjel et al., *Plasma homocysteine levels, MTHFR polymorphisms 677C>T, 1298A>C, 1793G>A, and school achievement in a population sample of Swedish children*, paper presented at Homocysteine Metabolism, 5th International Conference, Milano (Italy), 26–30 June, 2005.
7. J. Penland, Experimental Biology conference, San Diego, 4 April, 2005 (pending publication).

第九章：快速思考、提高智商

1. A. L. Kubala and M. M. Katz, *Nutritional factors in psychological test behaviour*, J Genet Psychol, Vol 96, 1960, pp. 343–352.
2. R. F. Harrell et al., Can nutritional supplements help mentally retarded children? An exploratory study. Proc Natl Acad Sci U S A Jan 1981, 78(1):574–578.
3. D. Benton and G. Roberts, *Effect of vitamin and mineral supplementation on intelligence of school children*, Lancet, 1988.
4. S. J. Schoenthaler et al., *Controlled trial of vitamin-mineral supplementation: Effects on intelligence and performance*, Person Individ Diff , Vol 12(4), 1991, pp. 351–352.
5. Benton, D., *Micro-nutrient supplementation and the intelligence of children*, Neurosci Biobehav Rev, Vol 25(4), 2001, pp. 297–309.
6. Nemo Study Group, *Effect of a 12-mo micronutrient intervention on learning and memory in well-nourished and marginally nourished school-aged children: Two parallel, randomized, placebo-controlled studies in Australia and Indonesia*, Am J Clin Nutr, Vol 86, 2007, pp. 1082–1093.
7. L. J. Whalley et al., *Cognitive aging, childhood intelligence, and the use of food supplements: Possible involvement of n-3 fatty acids*, Am J Clin Nutr, Vol 80(6), 2004, pp. 1650–1657.
8. W. Snowden, *Evidence from an analysis of 2000 errors and omissions made in IQ tests by a small sample of schoolchildren, undergoing vitamin and mineral supplementation, that speed of processing is an important factor in IQ*

performance, Personality & Individual Differences, Vol 22(1), Jan 1997, 131–134.

9. J. Penland, Zinc affects cognition and psychosocial function of middle–school children, Experimental Biology conference, San Diego, 4 April, 2005 (pending publication).

10. D. Benton et al., *Thiamine supplementation mood and cognitive functioning*, Psychopharmacol (Berl), Vol 129(1), 1997, pp. 66–71.

11. P. Willatts et al., *Effect of long-chain polyunsaturated fatty acids in infant formula on problem solving at 10 months of age*, Lancet , Vol 352(9129), 1998, pp. 688–691.

12. C. Agostoni et al., *Developmental quotient at 24 months and fatty acid composition of diet in early infancy: A follow up study*, Arch Dis Child, Vol 76(5), 1997, pp. 421–424.

13. Jensen et al., *Effects of maternal docosahexaenoic acid intake on visual function and neurodevelopment in breast-fed term infants*, Am J Clin Nutr, Vol 82(1), 2005, pp. 125–132.

14. I. B. Helland et al., *Maternal Supplementation With Very-Long-Chain n-3 Fatty Acids During Pregnancy and Lactation Augments Children's IQ at 4 Years of Age*, Pediatrics, Vol. 111(1), 2003, pp. e39–e44.

15. E. C. Bakker et al., *Relationship between long-chain polyunsaturated fatty acids at birth and motor function at 7 years of age*, Eur J Clin Nutr, 19 Dec., 2007 (Epub).

16. L. Horwood and D.M. Fergusson, *Breast-feeding and later cognitive and academic outcomes*, Pediatrics, Vol 101, 1998, pp. 1–13.

17. C. Lanting et al., *Neurological differences between 9-year-old children fed breast-milk or formula-milk as babies* Lancet, Vol 344(13), 1994, pp. 9–22.

第十章：获得专注力和良好的记忆力

1. D. Benton et al., *Mild hypoglycaemia and questionnaire measures of aggression*, Biol Psychol, Vol 14(1–2), 1982, pp. 129–135, 282.

2. S. Schoenthaler et al., *The impact of a low food additive and sucrose diet on academic performance in 803 New York City public schools*, Int J Biosocial Res, Vol 8(2), 1986, pp. 185–195.
3. C. C. Ani and S. M. Grantham–McGregor, *The effects of breakfast on children's educational performance, attendance and classroom behaviour*, in N. Donovan and C. Street (eds), Fit for School: How breakfast clubs meet health, education and childcare needs, New Policy Institute, 1999, pp. 14–22, and J. L. Brown, *New findings about child nutrition and cognitive development*, in the same publication, pp. 36–44; and C. Michaud et al., *Effects of breakfast-size on short-term memory, concentration, mood and blood glucose*, Journal of Adolescent Health, Vol 12, 1991, pp. 53–57.
4. D. Benton et al., *The impact of long-term vitamin supplementation on cognitive functioning*, Psychopharmacol (Berl), Vol 117(3), 1995, pp. 298–305.
5. D. Benton et al., *Thiamine supplementation, mood and cognitive functioning*, Psy–chopharmacol (Berl), Vol 129(1), 1997, pp. 66–71.
6. J. P. Jones, H. S. Swartzwelder et al., *Choline availability to the developing rat fetus alters adult hippocampal long-term potentiation*, Brain Res Dev Brain Res, Vol 118(1–2), 1999, pp. 159–167.
7. S. L. Ladd et al., *Effect of phosphatidylcholine on explicit memory*, Clin Neuropharmacol, Vol 16(6), 1993, pp. 540–549.
8. J. Shabert et al., The Ultimate Nutrient – Glutamine, Avery Publications, 1990.
9. T. Ziegler et al., *Safety and metabolic effects of L-glutamine administration in humans*, J Parenter Enteral Nutr, Vol 14(4 supp), 1990, pp. 137S–146S.

第十一章：激活阅读和书写

1. A. J. Richardson and J. Wilmer, *Association between fatty acid symptoms and dyslexic and ADHD characteristics in normal college students*, paper given at British Dyslexia Association International Conference, University of York, April 2001.

2. M. H. Jorgensen et al., *Is there a relation between docosahexaenoic acid concentration in mothers' milk and visual development in term infants?* J Pediatr Gastroenterol Nutr, Vol 32, 2001, pp. 293–296.
3. A. J. Richardson et al., *Fatty acid deficiency signs predict the severity of reading and related problems in dyslexic children*, paper given at British Dyslexia Association International Conference, 2001.
4. C. M. Absolon et al., *Psychological disturbance in atopic eczema: The extent of the problem in school-aged children*, Br J Dermatol, Vol 137(2), 1997, pp. 241–245.
5. A. J. Richardson et al., *Abnormal cerebral phospholipid metabolism in dyslexia indicated by phosphorus-31 magnetic resonance spectroscopy*, NMR Biomed, Vol 10, 1997, pp. 309–314.
6. B. J. Stordy, *Dyslexia, attention deficit hyperactivity disorder, dyspraxia – do fatty acids help?*, Dyslexia Review, Vol 9(2), 1997, pp.1–3.
7. B. J. Stordy, *Benefit of docosahexanoic acid supplements to dark adaptation in dyslexia*, Lancet, Vol 346, 1995, p. 385.
8. P. K. Hardman et al., *The effects of diet and sublingual provocative testing on eye movements with dyslexic individuals*, J Am Optom Assoc, Vol 60(1), 1989, pp. 10–13.

第十二章：肥胖与超重

1. C. M. Boney et al., *Metabolic syndrome in childhood: association with birth weight, maternal obesity, and gestational diabetes mellitus*, Pediatrics, Vol 115(3), 2005, pp. 290–296.
2. M. W. Gillman et al., *Risk of overweight among adolescents who were breast-fed as infants*, JAMA, Vol 285(19), 2001, pp. 2461–2467.
3. J. C. Lumeng et al., *Shorter sleep duration is associated with increased risk for being overweight at ages 9 to 12 years*, Pediatrics, Vol 120(5), 2007, pp. 1020–1029.

第十三章：让孩子远离食物过敏

1. E. Young et al., *A population study of food intolerance*, Lancet, Vol 343, 1994, pp. 1127–1129.
2. British Society for Allergy and Environmental Medicine, Effective Allergy Practice, 1984.
3. T. Randolph, *Allergy as a causative factor of fatigue, irritability and behaviour problems of children*, J Pediatr, Vol 31, 1987, p. 560.
4. T. Tuormaa, An Alternative to Psychiatry, The Book Guild, 1991.
5. J. Egger et al., *Controlled trial of oligoantigenic treatment in the hyperkinetic syndrome*, Lancet, 9 March 1985, pp. 540–545.
6. J. Egger et al., *Is migraine a food allergy? A double-blind controlled trial of oligoantigenic diet treatment*, Lancet, 15 October 1983, pp. 865–869.

第十四章：鼻塞、喘息、咳嗽与感冒

1. S. Mohammed and S. Goodacre, *Intravenous and nebulised magnesium sulphate for acute asthma: systematic review and meta-analysis*, Emerg Med J. Vol 24(12), 2007, pp. 823–830.
2. Y. Hashimoto et al., *Assessment of magnesium status in patients with bronchial asthma*, J Asthma. 2000 Vol 37(6), 2000, pp. 489–496.
3. F. D. Gilliland et al., *Dietary magnesium, potassium, sodium, and children's lung function*, Am J Epidemiol, Vol 155(2), 2002, pp. 125–131.
4. F. D. Gilliland et al., *Children's lung function and antioxidant vitamin, fruit, juice, and vegetable intake*, Am J Epidemiol, 2003 Vol 158(6), 2003, pp. 576–584.
5. T. Antova et al., *Nutrition and respiratory health in children in six Central and Eastern European countries*, Thorax. 2003 Vol 58(3), 2003, pp. 231–236.
6. J. S. Burns et al., *Low dietary nutrient intakes and respiratory health in adolescents*, Chest, 2007 Vol 132(1), 2007, pp. 238–245.
7. J. McCreanor et al., *Respiratory effects of exposure to diesel traffic in persons*

with asthma, N Engl J Med., Vol 357(23), 2007, pp. 2348–2358.

8. M. Joshua et al., *Over the Counter but No Longer under the Radar — Pediatric Cough and Cold Medications*, NEJM, Vol 357, 2007, pp. 2321–2324.
9. I. M. Paul et al., *Effect of Honey, Dextromethorphan, and No Treatment on Nocturnal Cough and Sleep Quality for Coughing Children and Their Parents*, Arch Pediatr Adolesc Med Vol 161(12), 2007, pp. 1140–1146.
10. I. Petersen I et al., *Protective effect of antibiotics against serious complications of common respiratory tract infections: retrospective cohort study with the UK General Practice Research Database*, BMJ, 2007 Vol 335(7627), 2007, p. 982.

第十六章：克服饮食障碍

1. K. Hambidge and A. Silverman, *Pica with rapid improvement after dietary zinc supplementation*, Arch Dis Child, Vol 48, 1973, p. 567.
2. D. Horrobin and S. C. Cunnane, *Interactions between zinc, essential fatty acids and prostaglandins: Relevance to acrodermatitis enteropatica, total parenteral nutrition, and glucagonoma syndrome, diabetes, anorexia nervosa, and sickle cell anemia*, Medical Hypothesis, Vol 6, 1980, pp. 277–296.
3. R. C. Casper and A. S. Prasad, 1980, later confirmed by L. Humphries et al., *Zinc deficiency and eating disorders*, J Clin Psychiatry, Vol 50(12), 1980, pp. 456–459.
4. P. R. Flanagan, *A model to produce pure zinc deficiency in rats and its use to demonstrate that dietary phytate increases the excretion of endogenous zinc*, J Nutr, Vol 114, 1984, pp. 493–502 and A. Grider et al., *Age-dependent influence of dietary zinc restriction on short-term memory in male rats*, Physiology and Behaviour, Vol 72(3), 2001, pp. 339–348.
5. A. Arcasoy et al., *Ultrastructural changes in the mucosa of the small intestine in patients with geophagia (Prasad's syndrome)*, J Pediatr Gastroenterol Nutr, Vol 11(2), 1990, pp. 279–282.
6. D. Bryce–Smith and R. I. Simpson, *Case of anorexia nervosa responding to zinc*

sulphate, Lancet, Vol 2(8398), 1984, p. 350.

7. Katz et al., *Zinc deficiency in anorexia nervosa*, J Adol Health Care, Vol 8, 1987, pp. 400–406.
8. L. Humphries et al., *Zinc deficiency and eating disorders*, J Clin Psychiatry, 1989.
9. N. F. Shay and H. F. Mangian HF, *Neurobiology of zinc-influenced eating behavior*, J Nutr, Vol 130(5S Suppl), 2000, pp. 1493S–9S.
10. R. Bakan et al., *Dietary zinc intake of vegetarian and non-vegetarian patients with anorexia nervosa*, Int J Eat Disord, Vol 13(2), 1993, pp. 229–233.
11. F. Askenazy et al., *Whole blood serotonin content, tryptophan concentrations, and impulsivity in anorexia nervosa*, Biological Psychiatry, Vol 43(3), 1998, pp. 188–195.
12. A. Favaro, *Tryptophan levels, excessive exercise, and nutritional status in anorexia nervosa*, Psychosomatic Medicine, Vol 62(4), 2000, pp. 535–538.
13. P. J. Cowen and K. A. Smith, *Serotonin, dieting, and bulimia nervosa*, Advances in Experimental Medicine and Biology, Vol 467, 1999, pp. 101–104.

第十七章：解决睡眠问题

1. Y. Harrison and J. A. Horne, *Sleep deprivation affects speech*, Sleep, Vol 20(10), 1997, pp. 871–877.
2. L. Ozturk et al., *Effects of 48 hours sleep deprivation on human immune profile*, Sleep Res Online, Vol 2(4), 1999, pp. 107–111.
3. M. G. Smits et al. *Melatonin for chronic sleep onset insomnia in children: A randomized placebo-controlled trial*, J Child Neurol, Vol 16(2), 2001, pp. 86–92.
4. E. J. Pavonen et al. *Effectiveness of melatonin in the treatment of sleep disturbances in children with Asperger disorder*, J Child Adolesc Psychopharmacol, Vol 13(1), 2003, pp. 83–95.

第十八章：改善情绪和行为

1. J. R. Hibbeln, *Fish consumption and major depression*, Lancet, Vol 351, 1998, p. 1213.
2. B. Nemets et al., *Addition of omega-3 fatty acid to maintenance medication treatment for recurrent unipolar depressive disorder*, American Journal of Psychiatry, Vol 159, 2002, pp. 477–479; L. Marangell et al., *A Double-Blind, Placebo-Controlled Study of the Omega-3 Fatty Acid Docosahexaenoic Acid (DHA) in the Treatment of Major Depression*, American Journal of Psychiatry, Vol 160, 2003, pp. 996–998; A. L. Stoll et al., *Omega 3 Fatty Acids in Bipolar Disorder: A Preliminary Double-Blind, Placebo-Controlled Trial,* Archives of General Psychiatry, Vol 56, 1999, pp. 407–412; M. R. Smith, et al., *Fatty Acid Composition in Major Depression: Decreased w3 Fractions in Cholesteryl Esters And Increased C20:4 Omega 6/C20:5 Omega 3 Ratio in Cholesteryl Esters and Phospholipids', Journal of Affective Disorders, Vol 38, 1996, pp. 35–46; M. Peet et al.,* Depletion of Omega–3 Fatty Acid Levels in Red Blood Cell Membranes of Depressive Patient', Biological Psychiatry Vol 43, 1998, pp. 315–319.
3. B. Puri et al., *Eicosapentaenoic acid in treatment-resistant depression*, Archives of General Psychiatry, Vol 59(1), 2002, Letters to the Editor.
4. J. A. Blumenthal et al., *Exercise and pharmacotherapy in the treatment of major depressive disorder*, Psychosom Med, Vol 69(7), 2007, 587–596.
5. K. A. Smith et al., *Relapse of depression after rapid depletion of tryptophan*, Lancet, Vol 349, 1997, pp. 915–919.
6. E. H. Turner et al., *Serotoninalacarte: Supplementation with the serotonin precursor 5-hydroxytryptophan*, Pharmacology and Therapeutics Vol 109(3), 2006, pp. 325–338.
7. H. Cass, *SAMe – the master tuner supplement for the 21st century*, published on www.naturallyhigh.co.uk, 2001.
8. P. G. Janicak et al., *Parenteral S-adenosyl-methionine (SAMe) in depression:*

Literature review and preliminary data, Psychopharmacol Bull, Vol 25(2), 1989, pp. 238–242.

9. T. Hamazaki et al., *The effect of docosahexaenoic acid on aggression in young adults: A placebo-controlled double-blind study*, J Clin Invest, Vol 97, 1996, pp. 1129–1133.
10. S. J. Schoenthaler et al., *The effect of randomised vitamin-mineral supplementation on violent and non-violent antisocial behaviour among incarcerated juveniles*, J Nut Env Med, Vol 7, 1997, pp. 343–352.
11. J. Egger et al., *Controlled trial of oligoantigenic treatment in the hyperkinetic syndrome*, Lancet, Vol 1(8428), 1985, pp. 540–545.
12. A. G. Schauss and C. E. Simonsen, *A critical analysis of the diets of chronic juvenile offenders*, Part 1, J Orthomol Psychiatry, Vol. 8(3), 1979, pp. 149–157.
13. D. Papalos and J. Papalos, The Bipolar Child, Broadway Books, 2000.

第十九章：不吃药，解决注意力缺陷与多动障碍（ADHD）

1. A. Richardson, *Fatty acids in dyslexia, dyspraxia, ADHD and the autistic spectrum*, The Nutrition Practitioner, Vol 3(3), 2001, pp. 18–24.
2. R. J. Prinz et al., *Dietary correlates of hyperactive behaviour in children*, J Consulting Clin Psychol, Vol 48, 1980, pp. 760–769.
3. S. J. Schoenthaler et al., *The effect of randomised vitamin-mineral supplementation on violent and non-violent antisocial behaviour among incarcerated juveniles*, J Nut Env Med, 1997.
4. L. Langseth and J. Dowd, *Glucose tolerance and hyperkinesis*, Fd Cosmet Toxicol, Vol 16, 1978, p. 129.
5. I. Colquhon and S. Bunday, *A lack of essential fats as a possible cause of hyperactivity in children*, Medical Hypotheses, Vol 7, 1981, pp. 673–679.
6. L. J. Stevens et al., *Essential fat metabolism in boys with attention-deficit hyperactivity disorder*, Am J Clin Nutr, Vol 65, 1995, pp. 761–768.
7. J. R. Burgess, ADHD: observational and interventional studies, NIH workshop

on omega-3 EFAs in psychiatric disorder, National Institutes of Health, Bethesda, Maryland, 1998.

8. A. J. Richardson and B. Puri, *A randomized double-blind, placebo-controlled study of the effects of supplementation with highly unsaturated fatty acids on ADHD-related symptoms in children with specific learning difficulties*, Prog Neuropsychopharmacol Biol Psychiatry, Vol 26(2), 2002, pp. 233–239.
9. A. Richardson and B. Puri, *A randomized double-blind, placebo-controlled study of the effects of supplementation with highly unsaturated fatty acids on ADHD*, Prog Neuropsychopharmacol Biol Psychiatry, 2002.
10. B. O'Reilly, Hyperactive Children's Support Group Conference, London, June 2001.
11. M. D. Boris and F. S. Mandel, *Foods and additives are common causes of the attention deficit hyperactive disorder in children*, Ann Allergy, Vol. 72 (1994), pp. 462–468.
12. R. J. Theil, *Nutrition based interventions for ADD and ADHD*, Townsend Letter for Doctors & Patients, April 2000, pp. 93–95.
13. A. R. Swain et al., *Salicylates, oligoantigenic diet and behaviour*, Lancet, Vol. 2(8445), 1985, pp. 41–42.
14. B. Starobrat-Hermelin and T. Kozielec, *The effects of magnesium physiological supplementation on hyperactivity in children with attention deficit hyperactivity disorder (ADHD): Positive response to magnesium oral loading test*, Magnes Res, Vol 10(2), 1997, pp. 149–156.
15. N. I. Ward, *Assessment of clinical factors in relation to child hyperactivity*, J Nutr Environ Med, Vol 7, 1997, pp. 333–342.
16. N. I. Ward, *Hyperactivity and a previous history of antibiotic usage*, Nutrition Practitioner, Vol 3(3), 2001, p. 12.
17. N. D. Volkow et al., *Therapeutic doses of oral methylphenidate significantly increase extracellular dopamine in the human brain*, J Neuroscience, Vol 21(RC121), 2001, pp. 1–5.

18. S. Chaplin, The Prescriber, 5 August 2005, www.escriber.com.

19. Dr Joan Baizer of the State University of New York at Buffalo at the Annual Meeting of the Society for Neuroscience, 11 November 2001.

20. See www.blockcenter.com/articles2/ritalin_dea.htm and R. D. Ciaranello, *Attention deficit-hyperactivity disorder and resistance to thyroid hormone – a new idea?*, N Engl J Med, Vol 328(14), 1993, pp. 1038–1039.

21. National Institutes of Health, NIH Consensus Statement: Diagnosis and Treatment of Attention Deficit Hyperactivity Disorder (ADHD), NIH, 1998.

22. N. Lambert and C. Hartsough, *Prospective study of tobacco smoking and substance dependencies among samples of ADHD and non-ADHD participants*, Journal of Learning Disabilities, Vol 31, 1998, pp. 533–544.

23. See the Optimal Wellness Centre website www.mercola.com/2001/jan/7/lendon_smith.htm, and www.smithsez.com/ADHDandADD.html.

第二十章：自闭症谱系：走出阴影

1. R. Huff, US State Department of Developmental Services Report on Autism, 1999.

2. B. Rimland et al., *The effect of high doses of vitamin B_6 on autistic children: A double-blind crossover study*, Am J Psychiatry, Vol 135(4), 1978, pp. 472–475.

3. S. I. Pfeiffer et al., *Efficacy of vitamin B_6 and magnesium in the treatment of autism: A methodology review and summary of outcomes*, J Autism Dev Disord, Vol 25(5), 1995, pp. 481–493.

4. J. Martineau et al., *Vitamin B_6, magnesium, and combined B_6-Mg: Therapeutic effects in childhood autism*, Biol Psychiatry, Vol 20(5), 1985, pp. 467–478.

5. S. Vancassel et al., *Plasma fatty acid levels in autistic children*, Prostaglandins Leukot Essent Fatty Acids, Vol 65, 2001, pp. 1–7.

6. J. G. Bell et al., *Red blood cell fatty acid compositions in a patient with autism spectrum disorder: a characteristic abnormality in neurodevelopmental disorders?*, Prostaglandins Leukot Essent Fatty Acids, Vol 63(1–2), 2000, pp.

21–25.

7. J. G. Bell, *Fatty acid deficiency and phospholipase A2 in autistic spectrum disorders*, workshop report, St Anne's College, Oxford, September 2001.
8. M. Megson, *Is autism a G-Alpha protein defect reversible with natural vitamin A?*, Medical Hypotheses, Vol 54(6), 2000, pp. 979–983.
9. M. Megson, The biological basis for perceptual deficits in autism: Vitamin A and G–proteins, lecture given at Ninth International Symposium on Functional Medicine, May 2002.
10. Paul Whiteley, the Sunderland University Autism Unit, *The Biology of Autism – Unravelled* presentation given at the Autism Unravelled Conference, London, May 2001.
11. Paul Whitely et al., *A gluten free diet as an intervention for autism and associated disorders: Preliminary findings*, Autism: International J of Research and Practice, Vol 3, 1999, pp. 45–65.
12. *Anti-fungal drugs more helpful than Ritalin in autistic children*, Letter to the Editor, Townsend Letter for Doctors and Patients, April 2001, p. 99.
13. A. J. Wakefield et al., *Enterocolitis in children with developmental disorders*, Am J Gastroenterol, Vol 95(9), 2000, pp. 2285–2295.
14. M. A. Brudnak, *Application of genomeceuticals to the molecular and immunological aspects of autism*, Medical Hypotheses, Vol 57(2), 2001, pp. 186–191.
15. P. Varmanen et al., *S54X-prolyl dipeptidyl aminopeptidase gene (pepX) is part of the glnRA operon in Lactobaccilus rhamnosus*, J Bacteriol, Vol 182(1), 2000, pp. 146–154.
16. Paul Whitely et al., *A gluten free diet as an intervention for autism and associated disorders: Preliminary findings*, Autism: International J of Research and Practice, 1999.
17. J. Robert Cade, University of Florida Department of Medicine and Physiology, at www.panix.com/~paleodiet/autism/cadelet.txt.

18. M. Ash and E. Gilmore, *Modifying autism through functional nutrition*, paper given at Allergy Research Group conference, London, January 2001.
19. Dr Rosemary Waring, University of Birmingham School of Biosciences, *Sulphate, sulphation and gut permeability: are cytokines involved?* Autism Unravelled Conference Proceedings, London, 11 May, 2001.
20. A. J. Wakefield et al., *Ileal-lymphoid hyperplasia, non-specific colitis, and pervasive developmental disorder in children*, Lancet, Vol 351, 1998, pp. 637–641.
21. A. J. Wakefield, speaking at the Allergy Research Foundation conference, November 1999.
22. F. E. Yazbak, *Autism – is there a vaccine connection?*, see www.autisme.net/Yazbak1.htm.
23. B. Rimland, J Nut Env Med, Vol 10, 2000, pp. 267–269.
24. Ibid. See also Ashcraft & Gerel (law firm), *Autism caused by childhood vaccinations containing Thimerosal or mercury*, at www.ashcraftandgerel.com/thimerosal. html.
25. B. Rimland, *Parents' ratings of the effectiveness of drugs and nutrients*, Autism Research Review International, Vol 8, October 1994.
26. D. B. Smith and E. Obbens, *Antifolate-antiepileptic relationships*, in M. I. Botez and E. H. Reynolds, eds, Folic Acid in Neurology, Psychiatry and Internal Medicine, Raven Press, 1979.
27. F. B. Gibberd et al., *The influence of folic acid on the frequency of epileptic attacks*, Europ J Clin Pharmacology, Vol 19(1), 1981, pp. 57–60.
28. D. B. Smith and E. Obbens, *Antifolate-antiepileptic relationships*, in M. I. Botez and E. H. Reynolds, eds, Folic Acid in Neurology, Psychiatry and Internal Medicine, Raven Press, 1979.
29. M. Nakazawa, *High dose vitamin B_6 therapy in infantile spasms – the effect of adverse reactions*, Brain and Development, Vol 5(2), 1983, p. 193.
30. J. Pietz et al., *Treatment of infantile spasms with high-dosage vitamin B_6*,

Epilepsia, Vol 34(4), 1993, pp. 757–763.

31. A. Sohler and C. Pfeiffer, *A direct method for the determination of managanese in whole blood: patients with seizure activity have low blood levels*, J Orthomol Psychiat, Vol 12, 1983, pp. 215–234.

32. P. S. Papavasiliou et al., *Seizure disorders and trace metals: Manganese tissue levels in treated epileptics*, Neurology, Vol 29, 1979, p. 1466.

33. Y. Tanaka, *Low manganese level may trigger epilepsy*, JAMA, Vol 238, 1977, p. 1805.

34. C. Pfeiffer et al., *Zinc and manganese in the schizophrenias*, J Orthomol Psychiat, Vol 12, 1983, pp. 215–234.

35. Y. Shoji, *Serum magnesium and zinc in epileptic children*, Brain and Development, Vol 5(2), 1983, p. 200.

36. S. K. Gupta et al., *Serum magnesium levels in idiopathic epilepsy*, J Assoc Physicians India, Vol 42(6), 1994, pp. 456–457.

37. L. F. Gorges et al., *Effect of magnesium on epileptic foci*, Epilepsia, Vol 19(1), 1978, pp. 81–91.

38. C. L. Zhang et al., *Paroxysmal epileptiform discharges in temporal lobe slices after prolonged exposure to low magnesium are resistant to clinically used anticonvulsants*, Epilepsy Res, Vol 20(2), 1995, pp. 105–111.

39. Y. Shoji, *Serum magnesium and zinc in epileptic children*, J Orthomol Psychiat, 1983.

40. A. Barbeau et al., *Zinc, taurine and epilepsy*, Arch Neurol, Vol 30, 1974, pp. 52–58.

41. M. I. Botez et al., *Thiamine and folate treatment of chronic epileptic patients: A controlled study with the Wechsler IQ scale*, Epilepsy–Res, Vol 16(2), 1993, pp. 157–163, and A. Keyser, *Epileptic manifestations and vitamin B_1 deficiency*, Eur–Neurol, Vol 31(3), 1991, pp. 121–125.

42. V. T. Ramaeckers, *Selenium deficiency triggering intractable seizures*, Neuropediatrics, Vol 25(4), 1994, pp. 217–223.

43. I. R. Tupeev, *The antioxidant system in the dynamic combined treatment of epilepsy patients with traditional anticonvulsant preparations and an antioxidant – alpha-tocopherol*, Biull Eksp Biol Med, Vol 116(10), 1993, pp. 362–364.
44. C. Christiansen et al., *Anticonvulsant action of vitamin D in epileptic patients? A controlled pilot study*, Br Med J, 2(913), 1974, pp. 258–259.
45. G. H. Johnson and F.Willis, *Seizures as the presenting feature of rickets in an infant*, Med J Aust, 178(9), 2003, pp. 467–468.
46. F. E. Ali et al., *Loss of seizure control due to anticonvulsant-induced hypocalcemia*, Ann Pharmacother, Vol 38(6), 2004, pp. 1002–1005.
47. S. Yehuda, *Essential fat preparation (SR-3) raises the seizure threshold in rats*, Eur J Pharmacol, Vol 254(1–2), 1994, pp. 193–198.
48. S. Schlanger, M. Shinitzky and D. Yam, *Diet enriched with omega-3 fatty acids alleviates convulsion symptoms in epilepsy patients*, Epilepsia, Vol 43(1), 2002, pp. 103–104.
49. B. K. Puri, *The safety of evening primrose oil in epilepsy*, Prostaglandins Leukot Essent Fatty Acids, Vol 77(2), 2007, pp. 101–103.
50. E. S. Roach et al., *N,N-dimethylglycine for epilepsy*, Letter to the Editor, N Engl J Med, Vol 307, 1982, pp. 1081–1082.
51. R. Huxtable et al., *The prolonged anticonvulsnat action of taurine on genetically determined seizure-susceptibility*, Canadian J Neurol Sci, Vol 5, 1978, p. 220.
52. D. A. Richards et al., *Extracellular GABA in the ventrolateral thalamus of rats exhibiting spontaneous absence epilepsy: A microdialysis study*, J Neurochem, Vol 65(4), 1995, pp. 1674–1680.
53. J. Schmidt, *Comparative studies on the anti-convulsant effectiveness of nootropic drugs in kindled rats*, Biomed Biochim Acta, Vol 49(5), 1990, pp. 413–419.

第二十一章：赢在起跑线

1. *Promotion of breast-feeding*, Journal of American Dietetic Association, no. 97, 1997, pp. 662–666.

2. M. Martin, *Is DHA the secret of breast milk's success?* WorldNetDaily.com, 2002.

3. E. L. Mortensen et al., *The association between duration of breast-feeding and adult intelligence*, JAMA, Vol 287, 2002, pp. 2365–2371.

4. F. Martinez, *Evaluation of plasma tocopherols in relation to hematological indices of Brazilian infants on human milk and cows' milk regime from birth to 1 year of age'* American Journal of Clinical Nutrition, Vol. 41(3), 1985, p. 969.

5. C. Kunz, International Journal for Vitamin & Nutrient Research, Vol. 54(141), 1984.

6. W. Craig, Nutrition Reports International, Vol 30(4), 1984, p. 1003.

7. J. Armstrong, J. J. Reilly and the Child Health Information Team, *Breast-feeding and lowering the risk of childhood obesity*, Lancet, Vol 359(9322), 2002, pp. 2003–2004.

8. R. L. William et al., *Use of antibiotics in preventing recurrent acute otitis media and in treating otitis media with effusion*, JAMA, Vol 270, 1993, pp. 1344–1351.

9. J. Braly and R. Hoggan, Dangerous Grains, Avery, 2002, p. 24.

第二十三章：追寻彩虹的尽头

1. J. C. Lumeng and T. M. Cardinal, *Providing information about a flavor to preschoolers: effects on liking and memory for having tasted it*, Chem Senses. 2007, 32(6), 2007, pp. 505–513.

图书在版编目（CIP）数据
给孩子的营养圣经 / （英）帕特里克·霍尔福德，（英）黛博拉·科尔森著 ；张祖逸，刘爽译. -- 北京 ：北京联合出版公司，2024.8. -- ISBN 978-7-5596-7670-2
Ⅰ. R153.2
中国国家版本馆CIP数据核字第2024VJ9950号

PIATKUS
First published in Great Britain in 2008 by Piatkus Books
Reprinted twice
This edition published 2010

北京市版权局著作权合同登记　图字：01-2024-3622

给孩子的营养圣经

作　　者：[英]帕特里克·霍尔福德　[英]黛博拉·科尔森
译　　者：张祖逸　刘　爽
出 品 人：赵红仕
责任编辑：高霁月
封面设计：末末美书

北京联合出版公司出版
（北京市西城区德外大街83号楼9层　100088）
北京联合天畅文化传播公司发行
北京美图印务有限公司印刷　新华书店经销
字数244千字　880毫米×1230毫米　1/32　11印张
2024年8月第1版　2024年8月第1次印刷
ISBN 978-7-5596-7670-2
定价：68.00元